Tobias Harnoß

Der Verriegelungsnagel zur Versorgung proximaler Humerusfrakturen

Tobias Harnoß

Der Verriegelungsnagel zur Versorgung proximaler Humerusfrakturen

Dreidimensionale Analyse des Nageldesigns am digitalisierten Knochen

Südwestdeutscher Verlag für Hochschulschriften

Impressum/Imprint (nur für Deutschland/only for Germany)
Bibliografische Information der Deutschen Nationalbibliothek: Die Deutsche Nationalbibliothek verzeichnet diese Publikation in der Deutschen Nationalbibliografie; detaillierte bibliografische Daten sind im Internet über http://dnb.d-nb.de abrufbar.
Alle in diesem Buch genannten Marken und Produktnamen unterliegen warenzeichen-, marken- oder patentrechtlichem Schutz bzw. sind Warenzeichen oder eingetragene Warenzeichen der jeweiligen Inhaber. Die Wiedergabe von Marken, Produktnamen, Gebrauchsnamen, Handelsnamen, Warenbezeichnungen u.s.w. in diesem Werk berechtigt auch ohne besondere Kennzeichnung nicht zu der Annahme, dass solche Namen im Sinne der Warenzeichen- und Markenschutzgesetzgebung als frei zu betrachten wären und daher von jedermann benutzt werden dürften.

Coverbild: www.ingimage.com

Verlag: Südwestdeutscher Verlag für Hochschulschriften GmbH & Co. KG
Heinrich-Böcking-Str. 6-8, 66121 Saarbrücken, Deutschland
Telefon +49 681 37 20 271-1, Telefax +49 681 37 20 271-0
Email: info@svh-verlag.de

Zugl.: München, TU, Dissertation, 2011

Herstellung in Deutschland:
Schaltungsdienst Lange o.H.G., Berlin
Books on Demand GmbH, Norderstedt
Reha GmbH, Saarbrücken
Amazon Distribution GmbH, Leipzig
ISBN: 978-3-8381-2943-3

Imprint (only for USA, GB)
Bibliographic information published by the Deutsche Nationalbibliothek: The Deutsche Nationalbibliothek lists this publication in the Deutsche Nationalbibliografie; detailed bibliographic data are available in the Internet at http://dnb.d-nb.de.
Any brand names and product names mentioned in this book are subject to trademark, brand or patent protection and are trademarks or registered trademarks of their respective holders. The use of brand names, product names, common names, trade names, product descriptions etc. even without a particular marking in this works is in no way to be construed to mean that such names may be regarded as unrestricted in respect of trademark and brand protection legislation and could thus be used by anyone.

Cover image: www.ingimage.com

Publisher: Südwestdeutscher Verlag für Hochschulschriften GmbH & Co. KG
Heinrich-Böcking-Str. 6-8, 66121 Saarbrücken, Germany
Phone +49 681 37 20 271-1, Fax +49 681 37 20 271-0
Email: info@svh-verlag.de

Printed in the U.S.A.
Printed in the U.K. by (see last page)
ISBN: 978-3-8381-2943-3

Copyright © 2011 by the author and Südwestdeutscher Verlag für Hochschulschriften GmbH & Co. KG and licensors
All rights reserved. Saarbrücken 2011

Inhaltsverzeichnis

1. EINLEITUNG 5

2. FRAGESTELLUNG 6

3. ANATOMIE UND BIOMECHANIK DER SCHULTER UND DES HUMERUS 6

   3.1. KNÖCHERNE ANATOMIE DES HUMERUS 6

   3.2. BAND UND GELENKVERBINDUNGEN DER ARTICULATIO GLENOHUMERALIS HUMERI 8

   3.3. MUSKULATUR 10

      3.3.1. Dorsale Muskelgruppe: 10

      3.3.2. Ventrale Muskelgruppe 11

   3.4. BLUTVERSORGUNG DES HUMERUS 13

      3.4.1. Proximales Drittel 14

      3.4.2. Mittleres Drittel 14

      3.4.3. Distales Drittel 15

      3.4.4. Intraossäre Gefäßversorgung 15

   3.5. NERVEN IM BEREICH DES PROXIMALEN HUMERUS 16

      3.5.1. Pars supraclavicularis 16

      3.5.2. Pars infraclavicularis 17

         3.5.2.2. Fasciculus medialis 17

         3.5.2.3. Fasciculus posterior 18

   3.6. SCHÄDIGUNG DER ANATOMIE BEI PROXIMALEN HUMERUSFRAKTUREN 19

      3.6.1. Verletzung der Rotatorenmanschette 19

      3.6.2. Ischämie nach proximalen Humerusfrakturen 19

      3.6.3. Nervenschäden nach 20

      3.6.4. assoziierte Verletzungen 21

4. BIOMECHANIK DES PROXIMALEN HUMERUS 21

   4.1. KRÄFTEVERHÄLTNIS AM PROXIMALEN HUMERUS 21

      4.1.1. Schultergelenk 21

      4.1.2. Rotatorenmanschette 21

   4.2. KNOCHENQUALITÄT AM PROXIMALEN HUMERUS 22

   4.3. OSTEOPOROSE 23

5. DIE PROXIMALE HUMERUSFRAKTUR 24

   5.1. EPIDEMIOLOGIE 24

   5.2. ÄTIOLOGIE 25

   5.3. KLINIK 25

   5.4. RADIOLOGISCHE UNTERSUCHUNG 26

   5.5. KLASSIFIKATION 27

      5.5.1. AO-Klassifikation 27

      5.5.2. Neer Klassifikation 30

5.5.3. weitere Frakturklassifikationen 33
    5.5.3.1. Codman 33
    5.5.3.2. Resch 34
    5.5.3.3. Hertel 34
    5.5.3.4. eigener Ansatz 35
5.6. OPERATIONSINDIKATION 35
    5.6.1. gering dislozierte Frakturen 36
    5.6.2. dislozierte Frakturen 36
    5.6.3. Vierfragmentfrakturen 36
    5.6.4 Leitliniengerechtes Vorgehen 37
5.7. MÖGLICHKEITEN DER FRAKTURVERSORGUNG 37
    5.7.1. Platten 38
        5.7.1.1. T-Platte 38
        5.7.1.2. Drittelrohrplatte 38
        5.7.1.3 winkelstabile Platten 39
    5.7.2. Marknägel 40

6. MATERIAL 40

6.1. PRÄPARATE 40
6.2. SAWBONE-HUMERUS 41
6.3. AMIRA 42
6.4. MARKNÄGEL 42
    6.4.1. Targon-PHN 42
    6.4.2. T2-PHN 44
    6.4.3. TriGen-PHN 46

7. METHODIK 48

7.1. DIGITALISIERUNG 48
    7.1.1. Präparate und Sawbone 48
    7.1.2. Marknägel 48
7.2. VIRTUELLE FRAKTURIERUNG DER PRÄPARATE 49
7.3. VERMESSEN DER HUMERI 50
    7.3.1. Durchmesser des Kopfes einschließlich Kortikalis 51
    7.3.2. Durchmesser des Kopfes ausschließlich Kortikalis 51
    7.3.3. Durchmesser des Collum anatomicum 51
    7.3.4. Tubercula 52
    7.3.5. Winkel zwischen den Tuberkeln 52
    7.3.6. Diaphyse 52
    7.3.7. Direkter Abstand vom kranialsten Punkt der Kalotte zu den Tubercula 53
    7.3.8. Indirekter Abstand vom kranialsten Punkt der Kalotte zu den Tubercula 53
7.4. IMPLANTATION DER MARKNÄGEL 54
7.5. VERMESSEN DER IMPLANTATION 55

7.5.1. Vermessen des Nageleintrittspunktes 55
7.5.2. Messungen am Tuberculum minus 56
7.5.3. Messungen am Tuberculum majus 56
    7.5.3.1. Targon-PHN 57
    7.5.3.2. T2-PHN 58
    7.5.3.3. TriGen-PHN 58
7.5.4. Messungen an der Diaphyse 58
7.6. RELIABILITÄT 58
7.7. BEWERTUNGSMATRIX 59
7.8. STATISTISCHE ANALYSE 60
7.8.1. Humeruskollektiv 60
7.8.2. Repräsentativität des Sawbone Humerus 60
7.8.3. Reliabilität der Methode 60
7.8.4. Implantierbarkeit in Abhängigkeit vom Collum anatomicum 60
7.8.5 Beschreibung der verwendeten Tests 61
    7.8.5.1. Kolmogorov-Smirnov-Test 61
    7.8.5.2. Shapiro-Wilk Test 61
    7.8.5.3. Pearson Test 62
    7.8.5.4. Spearman Test 62
    7.8.5.5. Cronbachs α 62
    7.8.5.6. Mann-Whitney-Test 63
    7.8.5.7. logistische Regression 63
    7.8.5.8. Chi-Quadrat-Test 64
    7.8.5.9. ROC Analyse 64

8. ERGEBNISSE 65

8.1. VERMESSEN DER HUMERI 65
8.2. KORRELATION VERSCHIEDENER MESSGRÖSSEN IM BEREICH DES HUMERUSKOPFES 67
8.3. REPRÄSENTATIVITÄT DES SAWBONE HUMERUS 69
8.4. VERGLEICH DER MARKNÄGEL 70
8.5. VERMESSEN DER IMPLANTATION 72
   8.5.1. Vermessung des Nageleintritts 72
   8.5.2. Messungen am Tuberculum minus 73
   8.5.3. Messungen am Tuberculum majus 74
8.6. RELIABILITÄT DER METHODE 75
8.7. IMPLANTIERBARKEIT 77
   8.7.1. Bewertungsmatrix 77
   8.7.2. Implantationshindernisse 77
      8.7.2.1. allgemein 77
      8.7.2.2. Implantatbezogen 78
8.8. IMPLANTIERBARKEIT IN ABHÄNGIGKEIT VOM COLLUM ANATOMICUM 80

9. DISKUSSION 81

9.1 Klassifikation 82
    9.1.1. Beurteilung der AO- und Neer-Klassifikation 82
    9.1.2 verwendete Klassifikation 82
9.2. verwendetes Präparatkollektiv 83
9.3. Repräsentativität des Sawbone Humerus 83
9.4. Vergleich der Marknägel 84
9.5. Vermessen des Nageleintritts 84
9.6. Implantierbarkeit in Abhängigkeit der Fragmentzahl 84
    9.6.1. Zweifragmentfrakturen 85
    9.6.2. Dreifragmentfrakturen 85
    9.6.3. Vierfragmentfrakturen 86
9.7. Implantationshindernisse und Optimierungsmöglichkeiten 86
9.8. Vorteile des virtuellen Ansatzes 88
9.9. Feststellung der Implantierbarkeit 88
9.10. Übertragbarkeit auf andere Studientypen 88

10. LITERATURVERZEICHNIS 90

11 DANKSAGUNG 94

1. Einleitung

Das vorliegende Buch entstand in Zusammenarbeit mit der unfallchirurgischen und radiologischen Klinik des Klinikums rechts der Isar, der berufsgenossenschaftlichen Unfallklinik Murnau, der Technischen Universität München und wurde finanziell durch die Dr. Ing. Leonhard-Lorenz-Stiftung unterstützt.

Etwa 5 % aller Frakturen des menschlichen Körpers betreffen den Oberarmkopf (6 S.692). Der Großteil der Frakturen betrifft den älteren Menschen. Dies trifft nicht nur auf die Häufigkeit, sondern auch auf die Schwere der Frakturen zu (7 S.369). Entsprechend einer epidemiologischen Studie von Court-Brown et al kommen etwa 70% aller Drei– und Vierfragmentfrakturen beim über 60 jährigen und mehr als 50% beim über 70 jährigen Menschen vor (7 S.369). Die Zunahme der Komplexität der Fraktur mit dem Alter einerseits und die Abnahme der Knochenqualität andererseits machen diese Frakturen zu Problemfrakturen bei der Versorgung. Nicht dislozierte und nur gering dislozierte Frakturen werden heutzutage konservativ behandelt (37 S.609). Mittlerweile hat sich ein weitgehender Konsens dahin entwickelt, dislozierte, gesplitterte Vierfragmentfrakturen mit gespaltenem Kopf gerade bei Älteren mit primärer Hemiprothese zu versorgen (9 S.1493; 16 S.68; 37 S.610; 46 S.424). Nichtsdestotrotz werden die Empfehlungen zur Behandlung verschobener Drei- und Vierfragmentfrakturen nach wie vor kontrovers diskutiert. Verschiedene Behandlungsmöglichkeiten wurden vorgeschlagen und eine große Auswahl an Ergebnissen wurde präsentiert. Durch die großflächige Darstellung der Fraktur und durch sperrige Implantate steigt das Risiko einer Osteonekrose des Humeruskopfes. Des Weiteren provoziert man dadurch, besonders bei schlechter Knochenqualität, eine Vielzahl an Komplikationen wie subakromiales Impingement, oder auch eine Lockerung, des Implantats. Aus dieser Problematik heraus entwickelten sich minimalinvasive Techniken, die eine indirekte Reposition der Fraktur, perkutane Fixierung der Schrauben, sowie Zerklagen oder Zugdrähte empfehlen um das Weichteilgewebe und die Blutversorgung des Humeruskopfes zu schonen. Trotz allem zeigten diese Techniken nicht zwingend ein besseres funktionelles Outcome gerade bei alten Patienten mit osteoporotischen Knochen (55 S.415). Bisher war die intramedulläre Marknagelung beschränkt auf die retrograde elastische Nagelung, die oftmals keine sichere Rotationsstabilität des Humeruskopfes gewährleisten konnte (52 S.60; 54 S.661). In neuester Zeit wurde von verschiedenen Typen antegrader Verriegelungsnägel berichtet, die über uniplanare oder multiplanare Verschlussmöglichkeiten verfügen. Diese Nägel können minimalinvasiv eingeführt werden und zeigen viel versprechende frühklinische Ergebnisse (28 S.367; 45 S.145). Doch auch bei der Marknagelung treten ähnliche Probleme auf wie bei der Versorgung durch andere Implantate. Die größten Probleme stellen sekundäre Dislokationen der Fragmente, Wanderung der Schrauben und die Lockerung der

Implantate dar (2 S.192;28 S.367; 32 S145). Als Lösung dieser Probleme wird empfohlen, die Indikation für das jeweilige Verfahren strenger zu stellen, und die chirurgische Technik zu verfeinern (37 S.609).

2. Fragestellung

Der erste Teil der vorliegenden Arbeit verfolgt das Ziel, die anatomische Varianz, sowohl des proximalen Humerus als auch dessen Fraktur, anhand von 25 Präparaten darzustellen. Als Referenz dient hierzu ein Kollektiv welches in einer forensischen Studie untersucht wurde. Die Präparate der forensischen Studie entstammen der europäischen Bevölkerung (29 S:24).

Der zweite Teil verfolgt das Ziel, Marknägel zur Versorgung proximaler Humerusfrakturen mit Hilfe einer neuen Methode zu untersuchen, zu vergleichen und Schwachpunkte aufzudecken. Besonderer Wert wurde hierbei auf die Position der proximalen Verriegelungsschrauben im Humeruskopf gelegt. Durch die Verwendung eines virtuellen Modells erhoffen wir uns, Stärken und Schwächen im Design und Lochanordnung der einzelnen Implantate darzustellen und unmittelbar miteinander zu vergleichen. Anhand der gewonnenen Daten wird versucht radiologische Landmarks zu bestimmen, die Auskunft über das Gelingen der Implantation geben können. Intraoperative Schwierigkeiten können so bereits im Voraus festgestellt werden und z.B. durch einen Wechsel des Therapieregimes vermieden werden.

3. Anatomie und Biomechanik der Schulter und des Humerus

3.1. Knöcherne Anatomie des Humerus

Das Mittelstück, Corpus humeri, bildet den geraden Röhrenknochenabschnitt (Diaphyse), dessen Relief im Zusammenhang mit den Muskelbefestigungen steht. Die beiden Endstücke (Epiphysen) sind zu Gelenkkörpern ausgestaltet. Der fast halbkugelförmige Kopf, Caput humeri, bildet mit der Schaftachse einen Winkel von 150-180°, Kollodiaphysenwinkel, (3 S.282) und wird durch eine leichte Einschnürung, Collum anatomicum, gegen die Tubercula major et minor abgegrenzt. Das Collum anatomicum steht in einem stumpfen Winkel zum Körper. Am besten darzustellen ist es in der unteren Hälfte der Zirkumferenz, in der oberen Hälfte stellt es sich als schmale Rinne dar, die Kopf und Tubercula trennt. Die Retrotorsion des Kopfes beträgt aufgrund der Embryonalentwicklung 15-30°. In einer forensischen Studie von Mall et al basierend auf dem Kollektiv der westeuropäischen Bevölkerung beträgt der mittlere Durchmesser des Humeruskopfes 4,70cm (sd= 0,27) (29 S.26). Das Tuberculum majus ist nach lateral gerichtet. Auf der oberen Fläche sind drei Facetten zu erkennen. Die am höchsten Gelegene stellt die Insertion des M. supraspinatus dar, die Mittlere die des M. infraspinatus, die Unterste die des M. teres minor. Das Tuberculum minus zeigt nach ventral. Obwohl kleiner, stellt es sich prominenter als das Tuberculum majus dar. Kranial-superior ist ein Abdruck zu erkennen, der die Insertion des M. subscapularis entspricht. Beide Tubercula verlaufen nach distal in je eine Muskelleiste aus: Crista tuberculi majoris et minoris, die den zwischen den Tubercula beginnenden Sulcus intertubercularis als eine mit Faserknorpel ausgekleidete Rinne für die Ursprungssehne des langen Bizepskopfes flankieren. Der Sulcus wird durch das Lig. transversum humeri zu einem osteofibrösen Kanal geschlossen. Die leichte Einschnürung des Humerus unterhalb der beiden Tubercula bildet das Collum chirurgicum, das horizontal liegt, in Gegensatz zu dem schräg stehenden Collum anatomicum. Der Schaft trägt fast auf der Mitte seiner Länge die Tuberositas deltoidea für den Ansatz des M. deltoideus. Unter der Tuberositas verläuft von der Hinterfläche schraubig zur Vorderfläche absteigend der seichte Sulcus nervi radialis, in den sich der Nerv mit seiner Arterie und Begleitvenen einbettet. Im distalen Teil plattet sich der Schaft zunehmend ab und bekommt jederseits eine scharfe Kante, von denen die lateral gelegene sich als untere Begrenzung des Sulcus nervi radialis auf die Rückseite verfolgen lässt. Auch die Vorderfläche erhält eine leistenförmige Erhebung, wodurch der Querschnitt dreikantig wird. Die Seitenkanten laufen in Knochenvorsprünge aus, die den distalen Gelenkkörper seitlich überhöhen: Epikondylus medialis und lateralis. Beide sind durch die Haut deutlich zu fühlen. Auf der Hinterfläche des wesentlich stärkeren Epikondylus medialis liegt in einer Rinne dicht unter der Haut der N. ulnaris (Sulcus nervi ulnaris). Viele Beugemuskeln entspringen vom medialen Epikondylus und seiner Kante, während der Epikondylus lateralis einen Ursprungshöcker für viele Streckmuskeln bildet.

Mit der Abplattung des Schafts verbreitert sich das distale Ende zum Condylus humeri, der zwei Gelenkkörper trägt. Lateral liegt das halbkugelige Capitulum humeri, das nur die Vorderseite einnimmt. Daneben erhebt sich, durch eine Führungsleiste abgesetzt, eine Rolle, Trochlea humeri, die nahe der Mitte eine Führungsrinne besitzt. Oberhalb der Gelenkflächen sind grubige Vertiefungen, in die die proximalen Fortsätze der Unterarmknochen bei äußerster Beugung und Streckung eintauchen. So liegt ventral über der Trochlea die Fossa coronoidea, für einen Fortsatz der Ulna, Proc. Coronoideus, über dem Capitulum humeri die Fossa radialis für den Radius. Auf der Rückseite findet sich die tiefe Fossa olecrani, die das Olecranon ulnae aufnimmt. (nach Benninghoff (3 S.282)/ Platzer (36 S.114))

3.2. Band und Gelenkverbindungen der Articulatio glenohumeralis humeri

Das Schultergelenk ist das beweglichste Kugelgelenk des Körpers. Die kleine Pfanne bedeckt nur ein Drittel des Humeruskopfes, die Kapsel ist weit, die Bänder sind verhältnismäßig schwach. Die Sicherheit ist mehr als bei anderen Gelenken den Muskeln und Sehnen überlassen, die es so vollständig umhüllen, dass man nur von der Achselhöhle aus bei gesenktem Arm mit dem tastenden Finger in das Gelenk vordringen kann. Die Wölbung des M. deltoideus wird durch den Humeruskopf hervorgerufen. Wenn man den Arm rotiert, lassen sich durch den Muskel hindurch die Tubercula tasten. Die Schulterpfanne, Cavitas glenoidalis, bildet eine flache, birnenförmige Grube, deren längerer Durchmesser fast vertikal steht. Im Zentrum des breiten Teils ist der Pfannenknorpel oft verdünnt. Durch eine ringsumlaufende, faserknorpelige Pfannenlippe, Labrum glenoidale, wird die Pfanne vergrößert. Oben strahlt in die Pfannenlippe die Sehne des langen Bizepskopfes, ventrokaudal liegt die Lippe, die sonst mit dem Gelenkknorpel und dem Rand der Cavitas glenoidalis verwachsen ist, dem Pfannenrand häufig meniskusartig auf. Verletzungen oder Ablösungen der Pfannenlippe in diesem Bereich führen nicht selten zur Instabilität und Luxation des Schultergelenks. Das Caput humeri ist seitlich auf dem Schaft angesetzt. Die Gelenkpfanne liegt im Mittelpunkt eines Muskeltrichters. Alle vom Rumpf und Schulterblatt kommenden Muskeln umhüllen Pfanne und Kopf, sodass schon aus dieser Anordnung der Schluss gezogen werden kann, dass die Bewegung des Schultergelenks im Wesentlichen durch Muskelkräfte geführt und gesichert wird. Die Gelenkkapsel, Capsula articularis, ist schlaff, bei herabhängendem Arm legen sich die unteren Teile in Falten. 'Zahlreiche Sehnen umgreifen die Kapsel. Nur an einigen Stellen, insbesondere untern, ist die Kapsel dünn. Kapselrisse bei einer Luxation des Humerus liegen am häufigsten vorne unten. An der Gelenkklippe der Pfanne entspringt die Membrana synovialis. Am oberen Rand weicht die Kapsel bis zur Basis des Processus coracoideus am Collum zurück, um die Ursprungssehne des langen Bizepskopfes in das Gelenk einzuschließen. Am Humerus inseriert sie am Collum anatomicum, sodass die Tubercula außerhalb der Gelenkhöhle bleiben. Die äußeren Fasern der Kapselwand laufen teilweise in Richtung der aufliegenden Sehnen, innen dagegen mehr ringförmig. Als Verstärkungszug dient das unscharf begrenzte Lig. Coracohumerale, das von der Basis und vom lateralen Rand des Korakoids entspringt und bogenförmig nach hinten in die Kapsel einstrahlt, nicht jedoch direkt zum Humerus verläuft. Bei Außenrotation sind diese Züge gespannt. Bei Schultersteifen fibrosiert das Areal des Lig. coracohumerale und muss dann durchtrennt werden (Arthrolyse).

Im Anschluss an das Lig coracohumerale liegen in der Vorderwand der Kapsel Faserzüge, die insgesamt als Ligg. glenohumeralia bezeichnet werden. Sie sind meist als drei Bandzüge (oberes, mittleres, unteres Segment) an der Innenwand der Kapsel zu erkennen. Am stärksten ist das inferiore Glenohumeralband ausgebildet, das eine Zerreißfestigkeit von 700N besitzt und den wesentlichen Beitrag zur Kapselstabilität bei starker Abduktion leistet. Die Hinterwand der Kapsel zeigt keine hervorstechenden Faserzüge. Sehnenfasern der Mm. supraspinatus, infraspinatus, teres minor und subscapularis (Rotatorenmanschette) strahlen in die dorsosuperiore und ventralen Abschnitte der Kapsel ein. Als Kapselspanner verhindern sie das Einklemmen von Kapselteilen. Der zwischen Supraspinatus- und Subscapularis gelegene Kapselabschnitt wird als Rotatorenintervall bezeichnet. Eine Besonderheit des Schultergelenks besteht in dem Einschluss der langen Bizepssehne in die Gelenkhöhle, die von innen das Rotatorenintervall der Kapsel schützt. Im Sulcus intertubercularis verläuft die Sehne in einem osteofibrösen Kanal, der nach außen durch das Lig. transversum humeri geschlossen wird und in dessen Boden Faserknorpelanteile der Supraspinatussehne einstrahlen und so die Reibung herabsetzen. Zur weiteren Reduktion der Reibung wird die Sehne durch einen röhrenförmigen Fortsatz der Gelenkinnenhaut, Vagina synovialis intertubercularis umhüllt. Diese ist am distalen Ende mit der Sehne verwachsen. Die Vagina synovialis krempelt sich beim gleiten der Sehne aus und ein. Da die gespannte Sehne immer mit wechselnden Teilen des Gelenkkopfes in Berührung kommt, kann sie den Knorpel nicht schädigen. Die Sehne degeneriert allerdings oft frühzeitig.

Nebenkammern des Gelenks sind beim Erwachsenen die Bursa subcoracoidea und die Bursa subtendinea musculi subscapularis. Die Bursa subcoracoidea liegt an der Wurzel des Korakoids, wo die Sehne des M. subscapularis vorüberzieht. Sie kommuniziert meist mit der großen Bursa subtendinea musculi subscapularis, die die platte Sehne des Muskels unterfüttert.

Das Schulterdach bildet mit dem Akromion, dem Korakoid und dem Lig. coracoacromiale eine pfannenartige Aushöhlung, gegen die sich der Humeruskopf mit der Kapsel und der Sehne des M. supraspinatus bewegt. Ferner wirkt es wie eine Barriere, wenn durch die aufgestützten Arme der Humeruskopf nach oben gedrückt wird. An dieser Druck- und Reibestelle liegt deshalb ein Schleimbeutel, Bursa subacromialis, außerdem kapselwärts ein 3-4mm dicker Fettkörper (Corpus adiposum subacromiale). Die Bursa steht lateral häufig mit der ausgedehnten unter dem M. deltoideus gelegenen Bursa subdeltoidea in Verbindung. Wenn dieser wichtige Verschiebespalt durch krankhafte Vorgänge verödet, werden die Bewegungen im Schultergelenk eingeengt, ist er entzündet oder kommt es zu Kalkablagerungen, werden die Bewegungen schmerzhaft. Weitere Bursen liegen unmittelbar an den Insertionen von Sehnen und Bändern, sowie unter der Haut. (nach Benninghoff (3 S.283)/ Platzer (36 S.136))

3.3. Muskulatur

Die Schultermuskeln können genetisch gegliedert werden in solche, die vom Rumpf in die obere Gliedmaße eingewandert sind, solche die vom Arm sekundär auf den Rumpf übergreifen, und solche, die als kraniothorakale Muskeln vom Kopf zum Schultergürtel gelangen. Hier soll im Einzelnen auf die Muskeln eingegangen werden, welche am Humerus ansetzen. (nach Platzer *(36 S.144)*/ Benninghoff *(3 S.291)*)

3.3.1. Dorsale Muskelgruppe:

Ansatz am Tuberculum majus und an der Crista tuberculi majoris bzw. deren Fortsetzung (M. supraspinatus, M. infraspinatus, M. teres minor, M. deltoideus), Ansatz am Tuberculum minus und an der Crista tuberculi minoris (M. subscapularis, M. teres major, M. latissimus dorsi)

1. M. supraspinatus: entspringt von der Fascia supraspinata und in der Fossa supraspinata der Scapula. Er zieht über die Gelenkkapsel, mit der er verwachsen ist, zur oberen Facette des Tuberculum majus. Er hält den Humerus in der Pfanne, wirkt als Kapselspanner und abduziert den Arm. Innerviert wird er vom N. suprascapularis (C4-C6)

2. M. infraspinatus: entspringt in der Fossa infraspinata, von der Spina scapulae, und der Fascia infraspinata und zieht zur mittleren Facette des Tuberculum majus. Der M. infraspinatus verstärkt die Kapsel des Schultergelenks. Seine Hauptfunktion ist die Außenrotation. Auch er wird vom N. suprascapularis (C4-C6) innerviert. Nicht selten werden hier Verwachsungen mit dem M. teres minor beobachtet

3. M. teres minor: Der Ursprung findet sich am Margo lateralis scapulae oberhalb des Ursprungs des M. teres major, sein Ansatz ist an der unteren Facette des Tuberculum majus gelegen. Er wirkt als Außenrotator und wird vom N. axillaris innerviert (C5-C6)

4. M. deltoideus: Es werden drei Anteile unterschieden: Pars clavicularis, Pars acromialis und Pars spinalis. Die Pars clavicularis entspringt am lateralen Drittel der Klavikula, die Pars acromialis am Akromion und die Pars spinalis am Unterrand der Spina scapulae. Alle drei Anteile setzen an der Tuberositas deltoidea an. Die drei Anteile des Muskels wirken zum Teil synergistisch, zum Teil antagonistisch. Er ist der wichtigste Abduktor im Schultergelenk. Die Abduktion bis etwa 90° wird im Wesentlichen von ihm durchgeführt, wobei zunächst nur die Pars acromialis wirksam ist. Erst nachdem etwa 2/3 der Abduktionsbewegung durchgeführt ist, wirken auch die beiden anderen Anteile an der Bewegung mit. Die Pars clavicularis und die Pars spinalis können jedoch den Arm wenn er zu einem Drittel seines

Bewegungsumfanges gesenkt wurde, adduzieren. Die Pars clavicularis führt, etwas unterstützt von Teilen der Pars acromialis, eine Anteversion, die Pars spinalis, unterstützt von anderen Teilen der Pars acromialis, eine Retroversion durch. Diese Bewegungsausschläge wirken bei Hintergrundbewegungen (Pendelbewegungen) mit. Sowohl die Pars clavicularis als auch die Pars spinalis besitzen eine rotatorische Komponente. Die Pars clavicularis kann einen adduzierten, außenrotierten Arm nach innen rotieren, während die Pars spinalis einen nach innen rotierten Arm nach außen drehen kann. Innerviert wird der M. deltoideus durch den N. axillaris (C4-C6), die Pars clavicularis zusätzlich von Rr. pectorales (C4-C5)

5. M. subscapularis: entspringt in der Fossa subscapularis und setzt am Tuberculum minus und am proximalen Anteil der Crista Tuberculi minoris an. Er wirkt als kräftiger Innenrotator. Innerviert wird er vom N. subscapularis (C5-C8)

6. M. teres major: nimmt seinen Ursprung nahe dem Angulus inferior vom Margo medialis, zieht zur Crista tuberculi minoris. Seine Hauptfunktion ist die Retroversion des Armes nach medial. Darunter versteht man ein Retrovertieren mit gleichzeitiger geringgradiger Innenrotation. Diese Bewegung wird durch diesen Muskel besonders gut gesteuert, wenn sich der Arm vorher in einer Anteversion und einer leichten Abduktionsstellung befindet. Außerdem wirkt er bei der Adduktion mit. Innerviert wird er vom N. thoracodorsalis (C6-C7)

7. M. latissimus dorsi: entspringt als größter Muskel des menschlichen Körpers von den Dornfortsätzen des 7.-12. Brustwirbels als Pars vertebralis, von der Fascia thoracolumbalis und dem hinteren Drittel der Crista iliaca als Pars iliaca, von der 10.-12. Rippe als Pars costalis und sehr häufig zusätzlich vom Angulus inferior der Scapula als Pars scapularis. Der M. latissimus dorsi besteht demnach meist aus vier Anteilen, die funktionell verschiedene Aufgaben haben. Entwicklungsgeschichtlich entsteht dieser Muskel gemeinsam mit dem M. teres major, mit dem er auch gemeinsam an der Crista tuberculi minoris ansetzt. Er senkt den erhobenen Arm und adduziert ihn. Bei adduziertem Arm wird er diesen nach hinten medial ziehen und dabei soweit nach innen rotieren, bis der Handrücken auf dem Gesäß zum Liegen kommt. Sie wirken bei forcierter Exspiration und auch beim Husten mit. Die Innervation erfolgt durch den N. thoracodorsalis (C6-C8).

3.3.2. Ventrale Muskelgruppe

1. M. coracobrachialis: entspringt am Processus coracoideus gemeinsam mit dem Caput breve m. bicipitis. Er setzt an der medialen Fläche des Humerus in der Verlängerung der Crista tuberculi minoris an. Er wirkt bei der Anteversion des Armes

mit und hält den Humeruskopf im Gelenk. Innerviert wird er durch den N. musculocutaneus (C6-C7)

2. M. pectoralis minor: ist der einzige Schultermuskel, der nicht am Knochen der freien Gliedmaße ansetzt, entspringt von der 3.-5. Rippe und setzt am Processus coracoideus an. Er senkt und dreht die Scapula. Innervation: Nn. Pectorales (C6-C8)

3. M. pectoralis major: gliedert sich in drei Teile: Pars clavicularis, Pars sternocostalis, Pars abdominalis. Die Pars clavicularis entspringt von der medialen Hälfte der Vorderfläche der Klavikula, die Pars sternocostalis nimmt ihren Ursprung von der Membrana sterni und dem Knorpel der 2.-6. Rippe. Vom 3.-5. Rippenknorpel gibt es zusätzlich tiefe Ursprünge der Pars sternocostalis. Die schwächere Pars abdominalis schließlich stammt aus dem vorderen Blatt der Rektusscheide in ihrem obersten Bereich. Der Muskel setzt an der Crista tuberculi majoris an, wobei sich seine Fasern überkreuzen. Dabei setzt die Pars abdominalis am weitesten proximal an und es entsteht eine nach proximal offene Tasche. Bei abduzierten Arm können die Pars clavicularis und die Pars sternocostalis eine Anteversionsbewegung durchführen, eine Bewegung wie man sie etwa vom Schwimmen her kennt. Der erhobene Arm wird durch alle Teile des M. pectoralis major nach vorne zu, mit Kraft und Schnelligkeit gesenkt. Außerdem kann der gesamte pectoralis major den Arm adduzieren und nach innen rotieren. Die Pars sternocostalis und Pars abdominalis können gemeinsam die Schulter nach vorne senken. Des Weiteren fungiert der Muskel als Hilfsmuskel bei der Inspiration. Innerviert wird er durch die Nn. Pectorales (C5-Th1)

3.4. Blutversorgung des Humerus

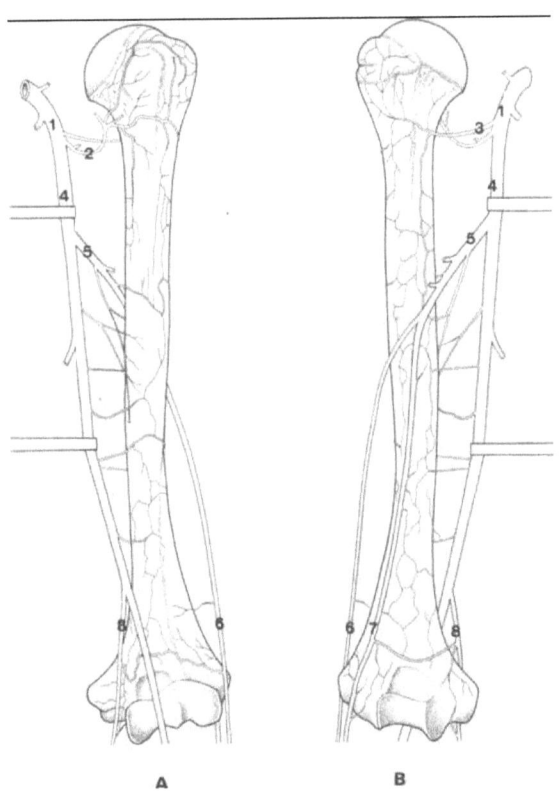

Abbildung 1 Schema der Anigoarchitektur des Humerus, A= Ventralansicht, B=Dorsalansicht, 1=A. axillaris, 2=A. circumflexa humeri anterior, 3=A. circumflexa humeri posterior 4=A. brachialis, 5=A. profunda brachii, 6=A. collateralis lateralis, 7=A. collateralis medialis, 8=A.collateralis ulnaris inferior (aus 25)

Nach seiner Gefäßarchitektur lässt sich der Humerus in ein proximales, ein mittleres und ein distales Drittel teilen. Das proximale Humerusdrittel wird arteriell von den aus der A. axillaris stammenden vorderen und hinteren Aa. circumflexae humeri, gespeist (31 S.124). Sie bilden ein ausgeprägtes Anastomosennetz am Humeruskopf und Längsanastomosen an der Diaphyse. Laing (25 S.1111) beschrieb erstmals die Bedeutung des anterolateralen Astes der A. circumflexa humeri anterior für die Durchblutung des Humeruskopfes. Weitere direkte Blutzuflüsse des Humeruskopfes bestehen anatomisch nicht, jedoch finden sich Anastomosen mit den dorsalen Gefäßen des Periosts und der Rotatorenmanschette (9 S.1489). Dieses Anastomosennetz kann den bei einer subkapitalen Humerusfraktur häufigen

Ausfall einer A. circumflexa kompensieren (31 S.125). Das distale Humerusdrittel wird in erster Linie von Queranastomosen der Kollaterarterien (A. brachii profunda) versorgt, in die Markhöhle tritt meist nur eine A. nutritia unterhalb der Humerusmitte ein (31 S.124).

3.4.1. Proximales Drittel

Die für die arterielle Versorgung des Humeruskopfes maßgebliche A. axillaris gibt an der proximalen Diaphyse, etwa 7 cm unterhalb vom Scheitel des Humeruskopfes, die A. circumflexa anterior humeri ab. Die A. circumflexa posterior humeri entspringt meist auch aus der A. axillaris, etwa 0,5 cm weiter proximal als die A. circumflexa anterior humeri.

- A. circumflexa humeri anterior: Dieser Ast zieht zwischen dem M. coracobrachialis und dem kurzen Kopf des M. biceps brachii zum Collum chirurgicum am unteren Rand des M. subscapularis. Dort teilt er sich in einen medialen und einen lateralen R. ascendens und einen R. transversus mit einem anterolateralen aufsteigenden Ast. Kleine Äste versorgen das Tuberculum minus. In seinem weiteren Verlauf unterquert der anterolaterale Ast die lange Sehne des M. biceps brachii und steigt lateral der Bizepssehne im Sulcus intertubercularis zum Tuberculum majus auf. Als A. arcuata verschwindet er im Knochen.

- A. circumflexa humeri posterior: ist kaliberstärker als die vordere, zieht mit dem N. axillaris durch die laterale Achsellücke und schlingt sich um die Rückseite des Collum chirurgicum. Dabei gibt sie zahlreiche Rr. musculoperiostales ab, die den dorsalen Teil des Humeruskopfes versorgen. Die Rami beider Aa. circumflexae humeri anastomosieren mit den von distal einstrahlenden Rr. periostales.

Während der Humeruskopf auf diese Weise durch ein dichtes periostales Gefäßwerk versorgt wird, ist die periostale Vaskularisation der angrenzenden proximalen Diaphyse schwächer ausgebildet. Hier bilden sich auf dem Humerusschaft periostale Längsanastomosen aus den absteigenden Ästen der beiden Aa. circumflexae und aus aufsteigenden Ästen der A. profunda brachii (31 S.124).

3.4.2. Mittleres Drittel

Das mittlere Humerusdrittel wird durch periostale Gefäße aus der A. profunda brachii und A. brachialis versorgt. Die A. profunda brachii entspringt etwa 10 cm unter dem Humeruskopf als erster Ast aus der A. brachialis und zieht im Canalis nervi radialis zwischen den Trizepsköpfen schraubenförmig um die Rückseite des Humerus. Die A. profunda brachii versorgt nicht nur das Periost mit kleinen Rr. musculoperiostales, sondern gibt auch kurz nach ihrem Abgang aus der A. brachialis die A. nutritia ab. Diese zieht zum Foramen nutritium in der Regel auf der vorderen Innenseite des Humerusschaftes. Weitere Rr.

musculoperiostales aus der A. brachialis ziehen auf die Vorder- und Rückseite des Schafts (31 S.124).

- 1. Ramus: entspringt aus der A. brachialis in der durchschnittlichen Höhe von 13 cm der Humeruslänge und zieht zur Facies anterior.
- 2. Ramus: entspringt bei 15 cm der Humeruslänge und zieht zur Facies posterior, wo er sich in einen aufsteigenden und einen absteigenden Ast spaltet. Der nach proximal ziehende Ast bildet Anastomosen mit Ästen der A. nutritia.
- 3. Ramus: zweigt sich bei etwa 17 cm ab, zieht zur Facies anterior und bildet Längsanastomosen durch die Spaltung in einen aufsteigenden und einen absteigenden Teil.
- 4. Ramus: entspringt bei 18,5 cm aus der A. brachialis und zieht ebenfalls zur Vorderseite des Schafts, wo er Anastomosen bildet.
- 5. Ramus: entspringt bei 20 cm, zieht zur Rückseite und bildet dort Längsanastomosen.

3.4.3. Distales Drittel

Das distale Humerusdrittel wird u.a. vom 6. R. periostalis versorgt, der bei 22 cm Schaftlänge entspringt. In seinem Verlauf zur Vorderseite gibt er einen kleinen Ast zur distalen Rückseite ab. Ventral bildet er Längsanastomosen, nach proximal mit dem 4. R. musculoperiostalis und nach distal mit Ästen aus der A. collateralis ulnaris inferior und A. collateralis radialis. Die Aa. collaterales radialis et media entstehen durch Teilung der A. profunda brachii. Für die periostale Versorgung des distalen Humerusdrittels sind auch 2 Queranastomosen wichtig: Die ventrale entsteht aus der A. collateralis radialis und der A. collateralis ulnaris inferior; die dorsale aus der A. collateralis media und der A. collateralis ulnaris inferior. Aus diesen Queranastomosen und den entsprechenden 3 Kollateralarterien entspringen weitere kleine periostale Äste (31 S:124).

3.4.4. Intraossäre Gefäßversorgung

Die intraossäre Gefäßversorgung des Humerus wird durch die A. nutritia gewährleistet. In knapp 2/3 der Präparate zieht sie durch ein Foramen nutritium in den Knochen, in 1/3 der Fälle gibt es 2 Aa. nutritiae mit 2 oder ausnahmsweise 3 Foramina. Die Lage dieser Durchtrittsstellen ist variabel. Die Höhe der Eintrittsstelle ist relativ konstant und liegt im Durchschnitt bei 17,2 cm der Humeruslänge knapp unterhalb der Humerusmitte. In fast allen Fällen stellt sich ein absteigender und nur ausnahmsweise ein aufsteigender intrakortikaler Gefäßkanal dar. In diesem Canalis nutritius zieht die A. nutritia zur Markhöhle. Ab etwa 20 cm der Humeruslänge wird sie nur noch von einer dünnen Kompaktalamelle bedeckt, die ab

22 cm fehlt. Dort spaltet sich die A. nutritia in einen aufsteigenden und einen absteigenden Ast. Der absteigende Ast bildet das Hauptgefäß und zieht in der Richtung des Kortikaliskanals weiter. Er bleibt an der endostalen Kortikalis und verjüngt sich in der distalen Diaphyse. Der schwächere R. ascendens der A. nutritia zieht in der Markhöhle bogenförmig nach proximal. Er verläuft wie der absteigende Ast endostal. Von den beiden endostalen Ästen der A. nutritia ziehen zahlreiche Ramuli in die Spongiosa der Markhöhle und bilden dort variable Geflechte (31 S.124).

3.5. Nerven im Bereich des proximalen Humerus

Im Bereich der Schulter und des proximalen Humerus ziehen zahlreiche Nervenbahnen für die Versorgung der oberen Extremität. Sie entstammen dem Plexus brachialis, das von den Rami ventrales der Spinalnerven C5-C8 und von einem Teil des Ramus Th1 gebildet wird. Man unterscheidet einen über dem Schlüsselbein gelegenen Abschnitt, Pars supraclavicularis und einen darunter liegenden Abschnitt, Pars infraclavicularis. Die Rami ventrales treten durch die Skalenuslücke in das äußere Halsdreieck, wo sie oberhalb des Schlüsselbeins drei Primärstämme bilden:

1. Truncus superior
2. Truncus medius
3. Truncus inferior

Die hier abgehenden Nerven bilden die Pars supraclavicularis. Unterhalb des Schlüsselbeins formieren sich drei Sekundärstränge, die nach ihrer Lage zur A. axillaris benannt werden:

1. Fasciculus lateralis: aus den vorderen Ästen der Trunci superior und medius
2. Fasciculus medialis: aus dem vorderen Ast des Truncus inferior
3. Fasciculus posterior: aus den dorsalen Ästen der drei Trunci

Vom Fasciculus lateralis geht der N. musculocutaneus ab. Die übrigen Fasern bilden mit Fasern des Fasciculus medialis die Medianusschlinge und vereinigen sich zum N. medianus. Aus dem Fasciculus medialis gehen der N. ulnaris, der N. cutaneus antebrachii medialis und der N. cutaneus brachii medialis hervor. Der Fasciculus posterior gibt den N. axillaris ab und geht in den N. radialis über (22 S.74).

3.5.1. Pars supraclavicularis

Aus der Pars supraclavicularis gehen motorische Nerven hervor, welche die Schultergürtelmuskulatur innervieren. Zur dorsalen und seitlichen Thoraxfläche ziehen: der N. dorsalis scapulae (C5) zum M. levator scapulae und zu den Mm. rhomboidei minor et major, der N. thoracicus longus (C5-C7), dessen Äste an der seitlichen Thoraxwand in den

Zacken des M. serratus anterior enden und der N. thoracodorsalis (C7-C8), der den M. lattisimus dorsi versorgt. Die Muskulatur des Schulterblattes wird an der dorsalen Schulterblattfläche (M. supraspinatus und M. infraspinatus) vom Nervus suprascapularis (C5-C6), und an der ventralen Fläche von den Nn. Subscapulares (C5-C7) innerviert, die zum M. subscapularis und zum M. teres major ziehen.

An die Vorderfläche des Thorax gelangen der N. subclavius (C4-C6) (zum M. subclavius), der N. pectoralis lateralis (C5-C7) und der N. pectoralis medialis (C7-Th1), welche die Mm. pectoralis major et pectoralis minor versorgen

3.5.2. Pars infraclavicularis

3.5.2.1. Fasciculus lateralis

aus dem Fasciculus lateralis stammen der N. musculocutaneus und der N. medianus

1. N. musculocutaneus (C5-C7): Der Nerv tritt durch den M. coracobrachialis und verläuft zwischen dem M. biceps und dem M. brachialis bis zur Ellenbeuge. Er gibt Äste zur Beugemuskulatur des Oberarms ab: zum M. coracobrachialis, zum M. biceps brachii, Caput breve et Caput longum und zum M. brachialis. Die sensiblen Fasern des Nerven kommen in der Ellenbeuge durch die Faszie an die Oberfläche und versorgen als N. cutaneus antebrachii lateralis die Haut im lateralen Bereich des Unterarms. Bei einer Schädigung des Nerven findet man einen Verlust der Sensibilität in einem kleinen Bezirk der Ellenbeuge; eine Minderung der Sensibilität breitet sich bis zur Mitte des Unterarms aus.

2. N. medianus (C6-Th1): Der Nerv zieht im Sulcus bicipitalis medialis, oberflächlich von der A. brachialis, bis zur Ellenbeuge, wo er zwischen den beiden Köpfen des M. pronator teres hindurch zum Unterarm gelangt. Die Rami musculares des Nerven versorgen die Pronatoren und den größten Teil der Unterarmbeuger

3.5.2.2. Fasciculus medialis

Aus dem Fasciculus medialis gehen außer dem N. ulnaris der N. cutaneus brachii medialis und der N. cutaneus antebrachii medialis ab, beides rein sensible Nerven, welche die Haut an der medialen Seite des Arms versorgen.

1. N. ulnaris (C8-Th1): Er verläuft am Oberarm anfangs im Sulcus bicipitalis medialis, ohne einen Ast abzugeben. In der ulnaren Seite des Oberarms zieht er hinter dem Septum intermusculare mediale abwärts, bedeckt vom Caput mediale des Musculus triceps brachii. Er überquert das Ellenbogengelenk auf der Streckseite, eingebettet in einer Knochenhöhle, Sulcus nervi ulnaris, am Epikondylus medialis humeri. Hier ist der Nerv zu tasten, der Druck verursacht einen elektrisierenden Schmerz, der in die

ulnare Seite der Hand ausstrahlt. Der Nerv tritt dann zwischen den beiden Köpfen des M. flexor carpi ulnaris auf die Beugeseite des Unterarms und verläuft unter diesem Muskel bis zum Handgelenk.

2. N. cutaneus brachii medialis (C8-Th1): er tritt unterhalb der Achselhöhle an die Vorderfläche des Oberarms. Hier verzweigt er sich und versorgt die Haut an der medialen Fläche, zwischen Achselhöhle und Ellenbogengelenk. Dabei greift er mit ventralen Ästen auf die Beugeseite und mit dorsalen Ästen auf die Streckseite des Oberarms über. Sehr häufig bestehen Anastomosen zum N. intercostobrachialis.

3. N. cutaneus antebrachii medialis (C8-Th1): er verläuft subfascial an der Ulnarseite des Oberarms und tritt im unteren Drittel mit zwei Ästen, dem Ramus anterior und dem Ramus ulnaris, durch die Faszie. Der Ramus anterior versorgt die mediale Beugeseite des Unterarms fast bis zur Mittellinie, der Ramus ulnaris die obere Region der medialen Streckseite fast bis zur Mittellinie. Der Versorgungsbezirk des N. cutaneus antebrachii medialis greift etwas auf den Oberarm und auf die Hand über.

3.5.2.3. Fasciculus posterior

Aus dem Fasciculus posterior gehen der N. axillaris und der N. radialis hervor.

1. N. axillaris (C5-C6): Er verläuft in der Tiefe der Achselhöhle und über die Kapsel des Schultergelenks um das Collum chirurgicum an die Rückseite des Humerus. Dabei tritt er durch die laterale Achsellücke und zieht unter dem M. deltoideus bis zu dessen vorderen Rand. Vor dem Durchtritt des Nervenstammes durch die laterale Achsellücke geht ein motorischer Ast für den M. teres minor ab, der ebenfalls durch die laterale Achsellücke zieht. In gleicher Höhe zweigt der N. cutaneus brachii lateralis superior ab und gelangt am Hinterrand des M. deltoideus zur Haut, die er an der Seitenfläche von Schulter und Oberarm versorgt. Vom Nervenstamm, der unter dem Deltamuskel nach vorn zieht, gehen zahlreiche Äste zum M. deltoideus ab und versorgen seine verschiedenen Portionen.

2. N. radialis (C5-C8): Der Hauptnerv des Fasciculus posterior versorgt die Streckmuskulatur des Ober- und Unterarms. Der Nervenstamm zieht von der Axilla in das proximale Drittel des Sulcus bicipitalis medialis und von dort in einem spiraligen Verlauf um die Dorsalfläche des Humerus, dem er im Sulcus nervi radialis direkt anliegt. Er gelangt im distalen Drittel des Oberarms auf die Beugeseite zwischen M. brachialis und M. brachioradialis. Im Sulcus nervi radialis ist der Nerv leicht zu verletzen. Auf der Beugeseite überquert er das Ellenbogengelenk und teilt sich in Höhe des Caput radii in seine beiden Endästen, Ramus superficialis und Ramus

profundus. Für den Oberarm gibt der N. radialis den N. cutaneus brachii posterior, der einen Hautbezirk an der Streckseite des Oberarms sensibel versorgt, und den N. cutaneus brachii lateralis inferior ab. Im mittleren Drittel des Oberarms gehen die Rami musculares für den M. triceps ab, für das Caput longum, das Caput laterale und das Caput mediale. Vom letzteren zweigt auch der Ast für den M. anconaeus ab. Im Oberarmbereich geht der N. cutaneus antebrachii posterior ab, der einen Hautstreifen an der radialen Streckseite des Unterarms versorgt. In Höhe des Epikondylus lateralis ziehen Rami musculares zum M. brachioradialis und zum M. extensor carpi radialis longus. Dann zweigt sich der Nervenstamm in seine beiden Hauptäste am Unterarm auf.

3.6. Schädigung der Anatomie bei proximalen Humerusfrakturen

kommt es zu einer Fraktur im Bereich des proximalen Humerus sind häufig neben dem Knochen auch Weichteile von der Verletzung betroffen. Am häufigsten finden sich Risse im Bereich der Rotatorenmanschette, welche den Humeruskopf direkt umgibt. Des Öfteren finden sich Abrisse von, für die Blutversorgung des Kopfes wichtigen Gefäßen, als auch Verletzungen von Nerven.

3.6.1. Verletzung der Rotatorenmanschette

liegt ein Abriss des Tuberculum majus vor (siehe 5.5.) ist ein Riss der Rotatorenmanschette im beschriebenen Rotatorenintervall (siehe 3.2.), zwischen der Sehne des M. supraspinatus und des M. subscapularis pathognomonisch.

Durch den Zug der einzelnen Muskeln der Rotatorenmanschette kommt es im Zuge einer Fraktur häufig zu Dislokationen der Fragmente:

- Bei einer Fraktur im Collum chirurgicum mit Abriss des gesamten Kopffragments disloziert der Schaft durch Zug des M. Pectoralis major nach anterior-medial und wird nach innen rotiert. Das Kopffragment wird hierbei durch Zug des M. supraspinatus abduziert.
- Bei einem Abriss des Tuberculum majus wird dieses durch Zug des M. supraspinatus nach superior, durch Zug des M. infraspinatus zusätzlich nach dorsal gezogen.
- Durch Zug des M. subscapularis wird das Fragment des Tuberculum minus nach medial disloziert.

3.6.2. Ischämie nach proximalen Humerusfrakturen

Kommt es zu einer Verletzung der A. axillaris, so ist diese meist in deren dritten Abschnitt zu finden. Die Abschnitte werden in ihrer Relation zum M. pectoralis minor benannt, der dritte

Abschnitt befindet sich im Abgangsbereich der Aa. circumflexa humeri anterior und posterior (siehe 3.4.).

Die Blutversorgung des Humeruskopfes, kann nach Hertel durch die sog. „metaphyseal head extension" abgeschätzt werden (17 S.67). Der Abstand wird auf ap-Röntgenbildern gemessen und beschreibt, wie weit das Kopffragment vom Schaft disloziert ist (siehe Abb. 5). Ist dieser Abstand <8mm spricht dieser Wert allein bereits für das Vorliegen einer Ischämie (Sensitivität 79%). Kommt es zusätzlich zu einer Dislokation des „medial hinge", geht also die Integrität des Humeruskopfes im medialen Bereich verloren (siehe Abb. 6) so liegt die Wahrscheinlichkeit einer Ischämie des Humeruskopfes bei 97%, was die Entwicklung einer Humeruskopfnekrose wahrscheinlich macht.

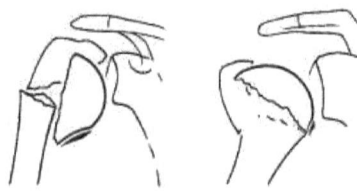

Abbildung 2 Metaphyseal head extension, (aus 17 S.67)

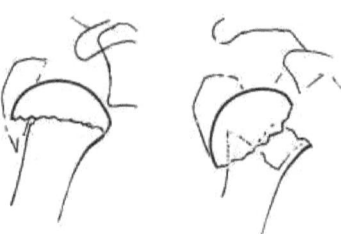

Abbildung 3 Medial hinge, (aus 17 S.67)

3.6.3. Nervenschäden nach

durch die räumliche Nähe der Äste des N. axillaris (siehe 3.5.2.3.) kommt es häufig zu Verletzungen in diesem Bereich. Schädigungen können entweder als Folge des Traumas auftreten oder durch die chirurgische Versorgung der Fraktur bedingt sein. Je nachdem welches Verfahren für die Osteosynthese verwendet wird, ist die Gefahr einer Schädigung variabel. Ausgedehnte Eröffnungen des Gelenks und das Einbringen von großen Implantaten erhöhen das Risiko.

Weniger häufig kommt es zu Verletzungen des N. suprascapularis, oder des N. musculocutaneus. Letztere treten vorwiegend bei der chirurgischen Versorgung von

Glenohumeralen Instabilitäten auf, sind aber auch bei proximalen Humerusfrakturen vorstellbar (49 S.424).

3.6.4. assoziierte Verletzungen

durch das Schultertrauma, welches ursächlich für die Fraktur im Bereich des proximalen Humerus ist, kommt es nicht selten zu weiteren Verletzungen. Hierzu zählen Frakturen des Humerusschaftes, als auch Schulterluxationen mit Abrissen des Labrums.

4. Biomechanik des proximalen Humerus

4.1. Kräfteverhältnis am proximalen Humerus

4.1.1. Schultergelenk

Das Glenohumeralgelenk ist ein kraftschlüssiges Gelenk, mit einem gewissen Maß an Formschlüssigkeit, welche unter anderem durch eine Erhöhung der Pfanne in der Transversalebene zustande kommt. Die glenohumerale Stabilität wird sowohl statisch als auch dynamisch gesichert: Die statischen Komponenten sind die Humerus- und Glenoidversion, das Labrum, der intraartikuläre Druck, sowie glenohumerale Ligamente einschließlich der Kapsel und das Lig. acromioclaviculare. Die dynamischen Komponenten sind vor allem die Rotatorenmanschette als auch die lange Bizepssehne. Die stabilisierende Wirkung der langen Bizepssehne entstammt theoretischen Überlegungen, wie der von Itoi et al (20 S.835). Der dynamischen Stabilisierung kommt eine besondere Bedeutung im Glenohumeralgelenk zu, da die passiven Strukturen wie Bänder und Kapsel aufgrund der großen Beweglichkeit im Schultergelenk nur wenig zur Gelenkführung beitragen können.

4.1.2. Rotatorenmanschette

Eine wichtige Aufgabe der Rotatorenmanschette ist eine aktive Zentrierung des Humeruskopfes im Glenoid. Dadurch kann ein Maximum an Elevation pro Krafteinheit des M. deltoideus erreicht werden. Dieser Vorgang wird als „Force Couple" beschrieben. Hierbei spielen vor allem die kaudal gelegenen Muskeln der Rotatorenmanschette, also der M. infraspinatus, der M. teres minor und der M. subscapularis eine wichtige Rolle. Der M. supraspinatus ist hierbei von untergeordneter Bedeutung (53 S.3).

Eine weitere Aufgabe, die durch die Rotatorenmanschette erfüllt wird, ist die direkte Kompression im Glenohumeralgelenk, die so genannte Cavity Compression.

Vergleicht man die einzelnen Querschnitte der Muskeln wie Fick 1910, miteinander und setzt den M. supraspinatus gleich 1, so ergibt sich für den anterioren Anteil des M. deltoideus ein relativer Wert von 1,2, für dessen mittleren Anteil 2,5 und für dessen dorsalen Anteil 1,5. Der M. infraspinatus, zusammen mit dem M. teres minor ergibt einen Wert von 2,0, der M. subscapularis 2,3. Aufgrund mechanischer Gegebenheiten ist die Kraft, die der Muskel auf das Gelenk ausübt nicht nur abhängig vom Muskeldurchmesser. Eine wichtige Rolle spielen auch der Hebelarm, also der Abstand des Muskels vom Rotationszentrum und auch die Verlaufsrichtung der Muskelfilamente. Aufgrund des komplexen Zusammenspiels der einzelnen Muskeln, deren Mehrgelenkigkeit und der Abhängigkeit der Wirkung von der Stellung des Armes, ist es schwierig, einen einzelnen Muskel isoliert zu betrachten. So zum Beispiel stellt sich der M. supraspinatus, wie in einer Studie von Kuechle et al (23 S.435) gezeigt, bei beginnender Abduktion anfänglich als stärkster Muskel dar. Im weiteren Verlauf der Bewegung nimmt die Kraft jedoch weiter ab, der M. deltoideus gewinnt an Bedeutung, bis die Funktion des M. supraspinatus schließlich ganz erlischt.

Kommt es zu einer Fraktur im Bereich des proximalen Humerus, kommt es durch den weiter bestehenden Muskelzug häufig zu einer Dislokation der Fragmente. So zieht der M. pectoralis major den Schaft nach antero-medial und rotiert ihn nach innen. Der M. supraspinatus hingegen abduziert das Kopffragment bei vorliegen einer Zweifragmentfraktur. Ist das Tuberculum majus frakturiert, so wird dieses durch den M. supraspinatus und M. infraspinatus entlang deren Zugrichtung nach superior und posterior disloziert. Kommt es zu einem Abriss des Tuberculum minus, so wird dieses durch den Zug des M. subscapularis nach medial gezogen.

Im Falle einer Fraktur kommt es neben der möglichen Dislokation der Fragmente durch die Rotatorenmanschette auch zu einem Anstieg der für die Abduktion erforderlichen Kraft. Eine Studie von Bono et al (4 S.1059) belegt, dass diese Kraft bereits bei einer Dislokation von 0,5cm signifikant erhöht ist.

4.2. Knochenqualität am proximalen Humerus

Die Qualität des menschlichen Knochens ist sehr variabel ausgeprägt. Gerade ältere Menschen leiden häufig unter Osteoporose, wodurch das Trabekelwerk des Knochens reduziert wird und die Festigkeit des Knochens abnimmt. Dieser Verlust an Knochensubstanz und Knochenfestigkeit ist jedoch nicht gleichmäßig über den Knochen verteilt, sondern, abhängig von verschiedenen Faktoren, in verschiedenen Regionen unterschiedlich ausgeprägt. Hall (13 S.293) beschreibt in einer anatomischen Studie, dass die Rarefizierung des Trabekelwerks bei zunehmender Osteoporose im zentralen Bereich der Kopfkalotte am stärksten ausgeprägt ist. Da nun die Osteoporose das Risiko von Frakturen erhöht, ist es für deren eventuelle chirurgische Versorgung wichtig, sowohl die besonders stabilen, als auch die besonders instabilen Regionen des Knochens zu kennen, um die Stabilität des eingebrachten Implantats gewährleisten zu können.

Um dies zu ermöglichen untersuchten Liew et al die Stabilität von eingebrachten Schrauben und gelangten zu dem Schluss, dass der subchondrale Knochen die höchste Ausrissfestigkeit bietet (26 S.424). Zu ähnlichen Ergebnissen gelangen auch Hepp et al (15 S.145). Sie beschrieben die kranialen, medialen und dorsalen Regionen als Gegenden der höchsten Knochenfestigkeit. Ihnen zufolge gibt es einen signifikanten Abfall der Festigkeit nach kaudal. Die niedrigste Ausrissfestigkeit beschrieben sie in der anterioren Region, was den Ergebnissen von Liew et al entspricht, die die geringste Festigkeit in der anterior-superioren Region gefunden haben.

4.3. *Osteoporose*

Unter der weißen Bevölkerung weisen etwa 15% der Frauen oberhalb des 65. Lebensjahres eine sichtbare Osteoporose auf. Bis zum 75. Lebensjahr haben 30% der weißen Bevölkerung Frakturen erlitten, die auf eine Osteoporose zurückzuführen sind. Im 4. Lebensjahrzehnt besitzt das menschliche Skelett die größte Knochenmasse. Nach dem 40. Lebensjahr beginnt ein sukzessiver, altersabhängiger Knochenabbau, der bei Frauen zu einem Verlust von 35-40% des kortikalen Knochens und 55-60% der Spongiosa führt. Männer verlieren nur etwa 35-40%. Kortikaler und spongiöser Knochenverlust zeigen einen biphasischen Verlauf. Im fünften Lebensjahrzehnt kommt es zunächst zu einem langsamen Knochenabbau von etwa 0,3-0,5% pro Jahr, der sich dann jedoch beschleunigt und im Alter abermals verlangsamt. Der kortikale Knochen wird bei Frauen unmittelbar nach der Menopause mit einer Rate von 2-3% pro Jahr abgebaut. Dieser Knochenverlust lagert sich dem altersabhängigen Knochenabbau auf, kommt aber innerhalb von 8-10 Jahren zum Stillstand. Der Verlust von spongiösem Knochen setzt etwa 5-10 Jahre früher ein als derjenige des kortikalen Knochens und ist stets stärker ausgeprägt. Unmittelbar nach der Menopause beträgt die Abbaurate des spongiösen Knochens etwa 4-8% für durchschnittlich 5-8 Jahre. Diese pathophysiologischen Vorgänge zeigen, dass es einerseits einen altersabhängigen, bei jedem Menschen zu beobachtenden Knochenabbau gibt, der als Altersatrophie von dem pathologischen Knochenschwund, der Osteoporose, abgesetzt wird. Die Osteoporose ist in erster Linie durch einen Spongiosaverlust gekennzeichnet, während sich der Abbau des kompakten Knochens parallel zur Altersatrophie entwickelt. Auch ohne Osteoporose reduziert sich die Knochenmasse im Verlauf mehrer Jahrzehnte auf etwa 50% des Knochenbestandes eines 30jährigen. Durch die Osteoporose wird dieser zeitliche Ablauf erheblich verkürzt. Bei einer derartigen Entwicklung kann der Knochen den mechanischen Belastungen des täglichen Lebens nicht widerstehen, so dass es zu pathologischen Frakturen kommt. Die Tragfestigkeit des spongiösen Knochens ist dabei proportional zum Quadrat seiner Dichte, *Tragfestigkeit* $\approx \rho^2$. Eine ausgeprägte Osteoporose kann sich nur entwickeln, wenn es im Verhältnis zwischen Knochenbildung und Knochenresorption zu einer negativen Skelettbilanz kommt. Normalerweise halten sich Knochenneubildung und Resorption die Waage, so dass sich keine Änderungen für die Knochenmasse ergeben. Dies kann auch bei einem erheblich erhöhten Knochenstoffwechsel der Fall sein, wie es zum Beispiel für den Morbus Paget zutrifft. Die Nettobilanz bleibt auch bei deutlich erniedrigtem Knochenumsatz gleich (inaktive Phase eines normalen Knochenumbaus). Bei allen Fällen einer negativen Skelettbilanz entwickelt sich eine Osteoporose, die sich durch verstärkte Knochenresorption („high turn over", postklimakterische Osteoporose) oder vorwiegend durch verminderte Knochenneubildung („low turn over", Altersatrophie) erklären lässt. Wenn auch die Ätiologie bisher nicht voll geklärt ist, so sind doch Risikofaktoren für deren Entstehung bekannt. Der typische Osteoporose Patient ist eine schlanke Frau der weißen Rasse mit sitzender Beschäftigung und geringer Sonnenexposition. Sie hat mehrere Kinder gestillt. Sie raucht und ist an eine Calcium- und Vitamin-D-arme Ernährung adaptiert. Bei der schwarzen Rasse oder bei adipösen Frauen tritt die Osteoporose weit seltener auf. Adipöse Frauen scheinen wegen ihres erhöhten Östrogenspiegels und ihrer größeren Knochenmasse zum Zeitpunkt der Menopause gegen eine Osteoporose geschützt zu sein.

Der pathologische Knochenschwund der Osteoporose wird von der Altersatrophie dadurch abgegrenzt, dass Wirbelkörperdeformationen ohne adäquates Trauma auftreten. Demgemäß stehen die Symptome der Frakturkrankheit im Vordergrund. Die spontan auftretenden Verformungen an der Wirbelsäule können sich durch akute Schmerzen im Bereich der Brust- und Lendenwirbelsäule nach Überlastungen oder aber auch als chronische Rückenschmerzen bemerkbar machen. Diese Schmerzen werden in der Regel als diffuse, nicht genau lokalisierbare und in der Tiefe der Wirbelsäule empfundene Beschwerden angegeben. Mit zunehmender Deformierung entwickelt sich im typischen Fall eine Kyphose der Wirbelsäule mit Scheitel im mittleren Thorakalbereich und kompensatorischer Hyperlordose der Lendenwirbelsäule, Verlust an Körperhöhe und ausgeprägter Vorwölbung der Bauchdecke. Die durch die Rumpfverkürzung entstehenden Hautfalten erinnern beim Anblick von dorsal an einen Tannenbaum (Tannenbaumphänomen).

5. Die proximale Humerusfraktur

5.1. Epidemiologie

Eine Studie von Court Brown und Caesar (6 S.692; 7 S.369), untersuchte beinahe 6000 Frakturen, die im Jahre 2000 in Edinburgh in das Trauma-Center aufgenommen wurden. 337 dieser Frakturen (5,7%) betrafen den proximalen Humerus. Dies entspricht einer Inzidenz von 6,3/1000. Damit ist die Fraktur des proximalen Humerus die am siebthäufigsten auftretende Fraktur des Menschen. 70% der Betroffenen waren Frauen. Vergleicht man alle

Frakturen miteinander war das Verhältnis zwischen Männern und Frauen genau ausgeglichen. Das Auftreten war stark altersabhängig. So betrug das Durchschnittsalter der untersuchten Patienten 64,8 Jahre. 78% der Patienten waren älter als 50, 57% älter als 65 und 36% älter als 75 Jahre (siehe Abbildung 4 Altersverteilung der Fraktur des proximalen Humerus). Das durchschnittliche Alter aller Frakturen lag bei 49 Jahren. Aufgrund dieser Altersverteilung wird diese Fraktur gerne als osteoporotische Fraktur bezeichnet.

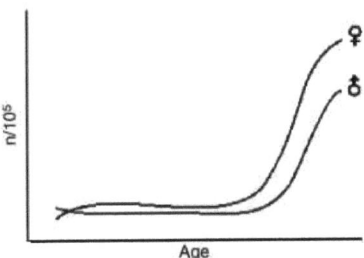

Abbildung 4 Altersverteilung der Fraktur des proximalen Humerus (aus 6)

Eine weitere Studie von Court-Brown et al beschäftigte sich speziell mit proximalen Humerusfrakturen (7 S.369). Hierbei wurden über 1000 dieser Frakturen untersucht und durch einen erfahrenen orthopädisch-traumatologischen Chirurgen, sowohl anhand der Klassifikation nach Neer, als auch nach der AO-Klassifikation eingestuft. Das durchschnittliche Alter betrug hier 66 Jahre (13-98). 278 Männer (27%), mit einem durchschnittlichen Alter von 56 Jahren, und 737 Frauen (73%), mit einem mittleren Alter von 70 Jahren, waren betroffen. Die Patienten wurden als weitgehend gesund bezeichnet, 90% von ihnen lebten zuhause. Die entsprechenden Ergebnisse werden im Kapitel Klassifikation erläutert (siehe 5.5. Klassifikation)

5.2. Ätiologie

In der bereits erwähnten Studie von Court Brown (7 S.370) die über 1000 Patienten mit proximaler Humerusfraktur untersuchte, wird auch auf die Ätiologie eingegangen. Als Unfallmechanismus wurde in 87% der Fälle ein Sturz aus stehender Höhe angegeben. Des Weiteren wurden in 4% der Fälle Stürze von Böschungen, Stufen oder aus der Höhe angegeben. Weitere 4% erlitten die Fraktur durch Sportunfälle. Autounfälle spielten ebenfalls in 4% eine Rolle. 1% der Fälle zog sich die Verletzung durch einen direkten Schlag oder einen Angriff zu.

5.3. Klinik

Patienten mit Frakturen im Bereich des proximalen Humerus klagen über mäßige bis starke Schmerzen im Bereich des Schultergelenks. Der Schmerz verstärkt sich bei Bewegung. Die

Patienten tendieren dazu, den betroffenen Arm adduziert an der Seite des Körpers zu halten. Schwellungen und Hämatome im Bereich der Schulter, welche sich entlang der Brustwand oder nach distal in den Arm ausbreiten, können bereits kurz nach dem Unfall auftreten. Neurologische Ausfälle, insbesondere des N. axillaris können auftreten und mit einer Schwäche bei der Schulterhebung einhergehen.

Kommt es zusätzlich zu anterioren bzw. posterioren Schulerluxationen sind Schulterdeformitäten auffällig. Obwohl die starke Muskulatur, welche den Humeruskopf überlagert, die Palpation erschwert, können schmerzhafte Stellen im Bereich des proximalen Humerus ertastet werden.

Es gibt keine spezifischen Tests, welche für das Vorliegen einer entsprechenden Fraktur sprechen. Daher sollte, besonders bei älteren Patienten, die anamnestisch von einem Sturz auf die ausgestreckte Hand berichten und an den beschriebenen Symptomen leiden, an eine Fraktur gedacht werden.

5.4. Radiologische Untersuchung

Radiologische Untersuchungen umfassen primär anterioposteriore (ap) Röntgenaufnahmen. Axilläre und scapuläre Y-Aufnahmen sollten ebenfalls angefertigt werden. Ist eine axilläre Aufnahme nicht möglich so kann alternativ eine Velpeau-Aufnahme angefertigt werden, bei der der Patient den Arm in Innenrotation hält und die Aufnahme von superior nach inferior aufgenommen wird, während der Patient sich nach hinten beugt.

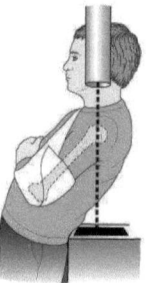

Abbildung 5 Velpeau Aufnahme (aus www.Uptodateonline.com Stand September 2009)

CT Aufnahmen werden empfohlen, wenn die beschriebenen Aufnahmen nicht für die Diagnose genügen, oder zusätzliche Informationen über den Grad der Dislokation oder Rotation einzelner Fragmente benötigt wird. Des Weiteren werden CT Aufnahmen für dislozierte Frakturen, „Split-head-Frakturen" und Trümmerfrakturen empfohlen (37 S.603).

5.5. Klassifikation

Die in der internationalen Literatur am meisten verwendeten Klassifikationen sind die von Neer (34 S.1079) und der Arbeitsgemeinschaft für Osteosynthesefragen (AO) (33 S.7).

5.5.1. AO-Klassifikation

Die 2. Frakturnomenklatur - inauguriert von M. Müller - wurde 1984 von der SICOT (Societe Internationale de Chirurgie Orthopedique et de Traumatologie) empfohlen und entspricht der ABC-Klassifikation, die auch in anderen Extremitätenregionen breite Anwendung findet (33 S.7). Sie wurde 1990 modifiziert. Jede Fraktur der Röhrenknochen kann durch einen Code ausgedrückt werden. Dieser Code besteht aus:

1. der Lokalisation der Fraktur, bestehend aus zwei Zahlen

    a) die erste Zahl steht für den betroffenen Knochen, **1-4**

    b) die zweite Zahl steht für das betroffene Segment, **1-4**

2. der Typ der Fraktur, **A-C**

3. die Gruppe, in die die Fraktur eingeteilt wird, **1-3**

4. einer Subgruppe, die die Fraktur noch näher bezeichnet, **1-3**

zu 1) Es werden vier Knochenlokalisationen unterschieden

    1: Humerus   2: Radius/ Ulna   3: Femur   4: Tibia/ Fibula

Ebenso wird zwischen vier Segmente entschieden.

    1: Proximal   2: diaphyseal   3: distal   4: malleolar

Die proximalen und distalen Segmente der langen Röhrenknochen sind durch ein Quadrat definiert, welches als Kantenlänge die größte Breite der Epiphyse aufweist. Ausnahmen hierzu stellen der proximale Humerus, der proximale Femur, sowie Frakturen der Malleolengabel dar.

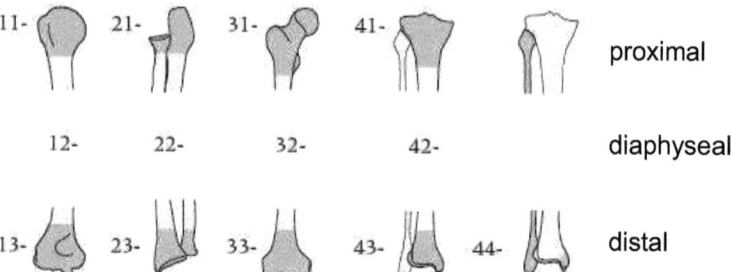

Abbildung 6 Segmente der langen Röhrenknochen, aus (33 S.7)

Zu 2) hierbei werden drei Frakturtypen unterschieden, die mit den Buchstaben A, B und C beschrieben werden. Die Anordnung erfolgt nach zunehmender Schwere, abhängig von der morphologischen Komplexität, den Schwierigkeiten bei der Behandlung, sowie der Prognose. Der Typ A stellt hierbei die einfachste Fraktur mit dem besten Outcome dar, beispielsweise eine extraartikuläre Fraktur des proximalen Humerus. Die Klasse C hingegen stellt den schwersten Frakturtyp dar und geht mit der schlechtesten Prognose einher.

Zu 3) innerhalb der einzelnen Frakturtypen wird erneut in drei Gruppen eingeteilt. Diese werden numerisch von 1-3 benannt. Auch hier nimmt die Schwere mit zunehmender Bewertung zu, das Outcome wird schlechter. Als Beispiel sei hier eine Typ C Fraktur des proximalen Humerus genant. C bezeichnet wie erwähnt eine artikuläre Fraktur, C1 beschreibt hier eine geringfügige Dislokation, C2 eine impaktierte Fraktur mit deutlicher Dislokation und C3 eine stark disloziierte Fraktur des proximalen Humerus.

Zu 4) jede Fraktur wird weiterhin in drei Subgruppen unterteilt. Am proximalen Humerus sind dies:

A1.1.	Tuberculum majus, nicht disloziert	A2.1.	frontal bündig	A3.1.	
A1.2.	Tuberculum majus, disloziert	A2.2.	varisch impaktiert	A3.2.	
A1.3.	zusätzliche Glenohumerale Dislokation	A2.3.	valgisch impaktiert	A3.3.	Mehrfragment

Die beschriebene Einteilung erlaubt nun eine genaue Klassifikation jedes Röhrenknochens. Für jedes Knochensegment gibt es drei Frakturtypen, drei Frakturgruppen und drei Subgruppen. Demnach ergeben sich für jedes Knochensegment 9 Gruppen und 27 Subgruppen in die die Fraktur eingeteilt werden kann.

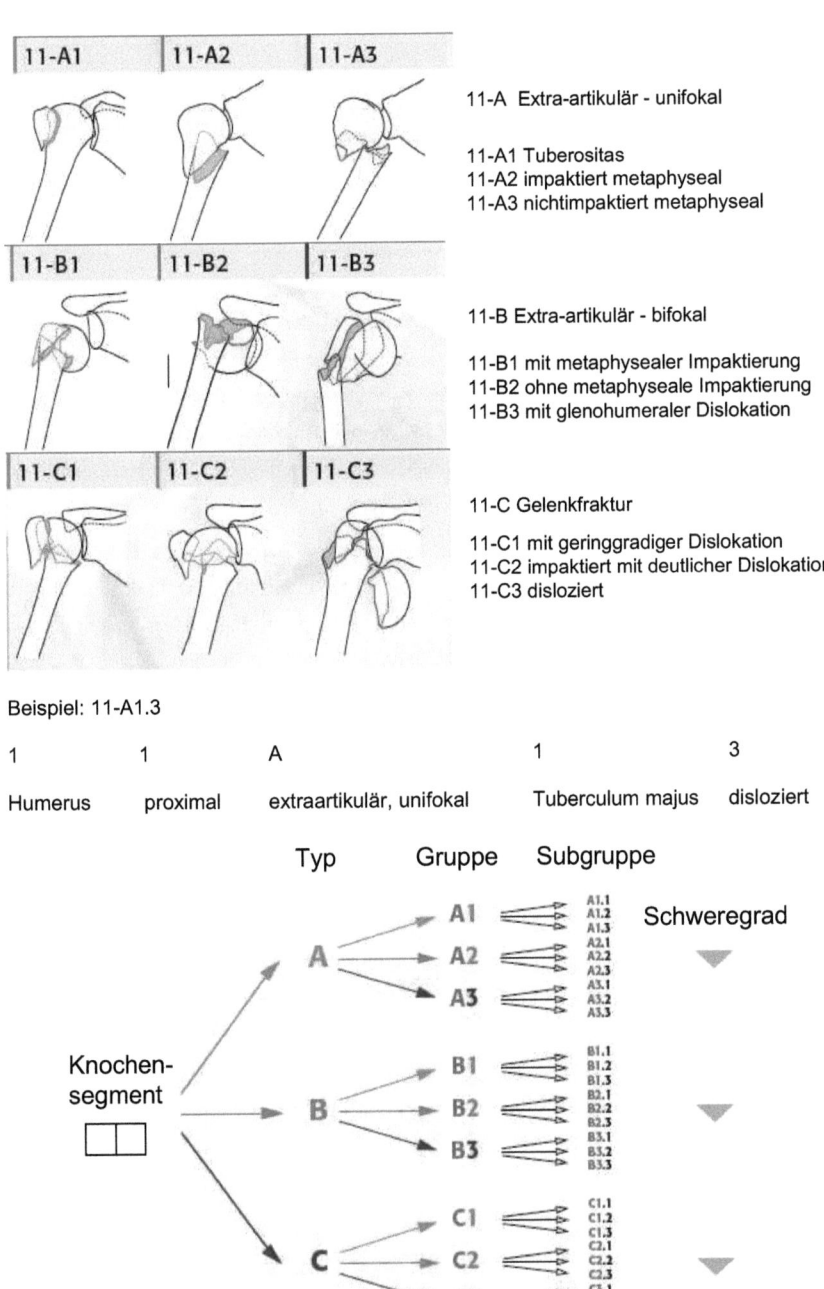

| 11-A1 | 11-A2 | 11-A3 |

11-A Extra-artikulär - unifokal

11-A1 Tuberositas
11-A2 impaktiert metaphyseal
11-A3 nichtimpaktiert metaphyseal

| 11-B1 | 11-B2 | 11-B3 |

11-B Extra-artikulär - bifokal

11-B1 mit metaphysealer Impaktierung
11-B2 ohne metaphyseale Impaktierung
11-B3 mit glenohumeraler Dislokation

| 11-C1 | 11-C2 | 11-C3 |

11-C Gelenkfraktur

11-C1 mit geringgradiger Dislokation
11-C2 impaktiert mit deutlicher Dislokation
11-C3 disloziert

Beispiel: 11-A1.3

1	1	A	1	3
Humerus	proximal	extraartikulär, unifokal	Tuberculum majus	disloziert

Abbildung 7 Schema der morphologischen Analyse, nach (33 S.9)

5.5.2. Neer Klassifikation

Die Neer Klassifikation basiert auf Anwesenheit oder Abwesenheit einer Dislokation eines oder mehrerer Fragmente des proximalen Humerus (34 S.1079). Es werden vier Fragmente unterschieden, die 1934 durch Codman identifiziert worden sind. Diese vier Fragmente sind der Kopf, das Tuberculum minus, das Tuberculum majus, sowie der Schaft. Sind beide Tubercula frakturiert muss zwischen einer Fraktur des Collum anatomicum, sowie einer Fraktur des Collum chirurgicum unterschieden werden, da beide Frakturebenen vorkommen. Nach Neer sind die Probleme sowie die Prognose bei der Behandlung nicht dislozierter Frakturen des Oberarms unabhängig von der Anzahl der Fragmente und werden deshalb von ihm in eine Gruppe eingegliedert. Dislozierte Frakturen hingegen benötigen eine genauere Einteilung, um Effekte wie die Wirkung der Muskeln auf freie Fragmente, die Vaskularisierung und die Integrität der Gelenkfläche zu beschreiben. Nach Neer werden 6 Gruppen unterschieden

1. **Gruppe I - minimale Dislokation:** eingeschlossen werden alle Frakturen, die weniger als 45° bzw. weniger als 1cm verschoben sind. Die Anzahl der Fragmente spielt in diesem Fall keine Rolle. Nach Neer fallen 85% aller Frakturen des proximalen Humerus in diese Gruppe. In der in 5.1. beschriebenen Studie von Court-Brown et al (7 S.366) fallen nur 49% der Fälle in diese Kategorie. Für diese Kategorie wird von Court-Brown ein Durchschnittsalter von 65 Jahren angegeben. Eine konservative Behandlung wird für diese Fälle empfohlen. Aktuelle biomechanische Untersuchungen der Schulter zeigen jedoch, dass bereits ab einer Dislokation von 0,5cm, erhebliche Veränderungen der Biomechanik festgestellt werden können (siehe 4.1.2.)

2. **Gruppe II - Dislokation am Collum anatomicum:** in diese Kategorie fallen alle Frakturen mit einer Fraktur des Collum anatomicum ohne Frakturierung der Tuberkel. Als Probleme in dieser Kategorie werden von Neer Schwierigkeiten bei der Diagnose angegeben. Aufgrund der Anatomie der Blutgefäße am proximalen Humerus kommt es in dieser Gruppe häufig zu avaskulären Nekrosen. Frakturen dieser Art werden von Neer als sehr selten angegeben, Court Brown beschreibt sie in 0,3% aller Fälle und gibt ein durchschnittliches Alter von 50 Jahren an.

3. **Gruppe III – dislozierter Schaft:** Die Fraktur tritt auf Höhe des Collum chirurgicum auf und ist um mehr als 1cm disloziert bzw. um mehr als 45° abgekippt. Die Rotatorenmanschette ist intakt und hält den Kopf in einer neutralen Position. Nach Court Brown treten diese Frakturen in 28% der Fälle mit einem Durchschnittsalter von 70 Jahren auf. Neer unterteilt diesen Gruppe weiterhin in 3 Subgruppen:

- **Abgekipptes Collum chirurgicum:** es handelt sich um eine impaktierte Fraktur, verbleibt das abgekippte Fragment in einem Winkel von über 45°, wird sowohl die Abduktion als auch die Elevation deutlich eingeschränkt.
- **Isolierte Fraktur des Collum chirurgicum:** hierbei wird der Schaft durch den M. pectoralis major nach medial-anterior disloziert. Neurovaskuläre Schäden treten in diesen Fällen nicht selten auf.
- **Trümmerfraktur des Collum chirurgicum:** mehrere Fragmente sind einige Zentimeter unterhalb des Collum chirurgicum zu finden.

4. **Gruppe IV – Dislokation des Tuberculum majus:** in diese Gruppe wird eine Fraktur eingeteilt, wenn es zu einer Dislokation des Tuberculum majus um mehr als 1cm vom Tuberculum minus kommt. Diese Separation ist pathognomonisch für einen longitudinalen Riss in der Rotatorenmanschette. Der Riss tritt meistens am Rotatorenintervall auf (siehe 3.2.), ist nur der posteriore Teil des Tuberculum majus frakturiert, kann dieser Riss ebenfalls weiter posterior angesiedelt sein. In dieser Gruppe wird erstmals zwischen Zwei-, Drei- und Vierfragmentfrakturen unterschieden

    - **Zweifragment:** der gelenkbildende Abschnitt steht weiterhin in normaler Beziehung zum Schaft. Auftreten nach Court Brown in 4% der Fälle bei einem Altersdurchschnitt von 67 Jahren
    - **Dreifragment:** das disloziertes Tuberculum majus, sowie das Collum chirurgicum sind disloziert und wird durch den M. subscapularis nach innen rotiert. Dies wiederum vergrößert den Riss in der Rotatorenmanschette. Die Blutversorgung bleibt in den meisten Fällen intakt. Auftreten in 9% der Fälle, Durchschnittsalter 72 Jahre
    - **Vierfragment:** siehe Gruppe V

5. **Gruppe V – Dislokation des Tuberculum minus:**

    - **Zweifragment:** Durch die Dislokation des Tuberculum minus werden die anterioren Fasern des Rotatorenintervalls gedehnt, was zu einer Prominenz des Knochens führt. Auftreten nach Court-Brown: 0%
    - **Dreifragment:** Durch die zusätzliche Dislokation im Collum chirurgicum kommt es durch den M. supraspinatus, M. infraspinatus und den M. teres minor zu einer Abduktion und Außenrotation des Humeruskopfes. Auch hier kommt es zu einer Vergrößerung des Risses in der Rotatorenmanschette. Auftreten bei 0,3% aller Patienten mit einem Durchschnittsalter von 65 Jahren.

- **Vierfragment:** Beide Tuberkel sind retrahiert. Das gelenkbildende Fragment liegt im Regelfall lateral disloziert. Die Blutversorgung des Kopfes ist stark gefährdet. Auftreten in 2% aller Fälle, Durchschnittsalter 72 Jahre

6. **Gruppe VI: Dislozierte Frakturen:** Hierbei kommt es zu einer deutlichen Dislokation der Fragmente, die auf einen ligamentären Schaden außerhalb des Gelenks hindeutet. Die häufigsten Dislokationen sind nach anterior-inferior und nach posterior. Bei den dislozierten Zwei- und Dreifragmentfrakturen ist die Blutversorgung in den meisten Fällen intakt.

    - **Zweifragment:** Bei einer Dislokation nach anterior-inferior ist zumeist das Tuberculum majus betroffen, diese Kombination tritt in 5% der Fälle auf, bei Patienten mit einem Durchschnittsalter von 59 Jahren. Disloziert der Kopf nach posterior wird meist das Tuberculum minus in Mitleidenschaft gezogen, diese Kombination tritt in 0,2% der Fälle bei durchschnittlich 54 jährigen Patienten auf.

    - **Dreifragment:** In diesen Fällen kommt es zusätzlich zu einer Fraktur des Collum chirurgicum, das Auftreten bei anterioren Dislokationen liegt bei 0,1%, Durchschnittsalter 77 Jahre, bei posterioren Dislokationen ebenfalls in 0,1% der Fälle bei einem Durchschnittsalter von 51 Jahren

    - **Vierfragment:** In diesen Fällen sind beide Tuberkel frakturiert, sowie das Collum chirurgicum, das Auftreten bei anterioren Dislokationen liegt bei 1%, Durchschnittsalter 73 Jahre, bei posterioren Dislokationen in 0,1% der Fälle bei einem Durchschnittsalter von 68 Jahren

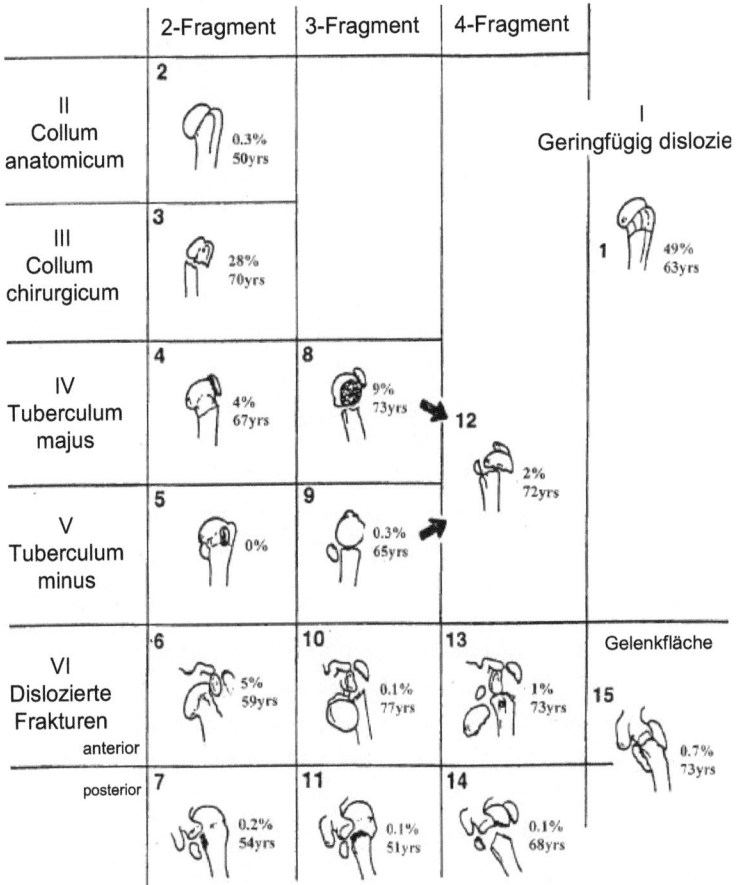

Abbildung 8 Neer Klassifikation mit Prävalenz, mod. nach (7 S.366)

5.5.3. weitere Frakturklassifikationen

5.5.3.1. Codman

Es werden vier Fragmente unterschieden, die 1934 durch Codman identifiziert worden sind. Diese vier Fragmente sind der Kopf, das Tuberculum minus, das Tuberculum majus, sowie der Schaft. Sind beide Tubercula frakturiert muss zwischen einer Fraktur des Collum anatomicum, sowie einer Fraktur des Collum chirurgicum unterschieden werden, da beide Frakturebenen vorkommen.

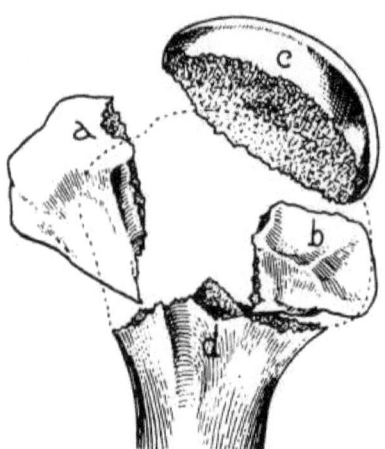

Abbildung 9 Codman-Klassifikation: a= Tuberculum majus, b=Tuberculum minus, c=Kalotte, d=Humerusschaft

5.5.3.2. Resch

Resch beschreibt es in seiner Arbeit, „die Humeruskopffraktur", als ausreichend, sich auf das bereits beschriebene Vierfragmentmodell von Codman zu beziehen. Er beschreibt jedoch zwei Änderungen, die es zu berücksichtigen gilt. Die Fraktur zwischen den Tubercula verläuft nicht im Sulcus intertubercularis sondern etwa 5 bis 10 mm lateral davon. Medialseitig verläuft die Fraktur nur selten am Knorpelrand, sondern im Durchschnitt 8mm (4-10 mm) davon entfernt, was wichtig für die Blutversorgung ist (38 S.607).

5.5.3.3. Hertel

Die Klassifikation die von Hertel entwickelt wurde basiert ebenfalls auf dem Codman-Modell. Sein Konzept basiert auf der Annahme, dass es fünf verschiedene Fraktur-Ebenen gibt, die durch binäre Fragen evaluiert und somit beschrieben werden können. Sie können durch folgende Fragen bestimmt werden:

1. Gibt es eine Fraktur zwischen dem Tuberculum majus und dem Kopf?
2. Gibt es eine Fraktur zwischen dem Tuberculum majus und dem Schaft?
3. Gibt es eine Fraktur zwischen dem Tuberculum minus und dem Kopf?
4. Gibt es eine Fraktur zwischen dem Tuberculum minus und dem Schaft?
5. Gibt es eine Fraktur zwischen dem Tuberculum minus und dem Tuberculum majus?

Aus diesen Fragen ergeben sich 12 Frakturmöglichkeiten. 6 Möglichkeiten teilen den Humerus in zwei Fragmente, 5 Möglichkeiten unterteilen den Humerus in Drei Fragmente und bei einer Möglichkeit wird der Humerus in 4 Fragmente unterteilt.

Zusätzliche Fragen sollen die Fraktur noch genauer beschreiben. Hierzu gehört unter anderem die Frage nach der Länge der so genannten „metaphyseal head extension". Eine weitere Frage betrifft die Integrität des „medial hinge". Liegen Schäden in dieser Region vor, so ist eine Ischämie des Humeruskopfes wahrscheinlich (siehe 3.6.2.)

5.5.3.4. eigener Ansatz

im Rahmen der vorliegenden Dissertation wird die Einteilung von Codman mit den beschriebenen Veränderungen nach Resch (37 S.607) verwendet. Da sich die Arbeit speziell mit der Morphologie proximaler Humerusfrakturen beschäftigt und weniger auf das Outcome oder die Durchblutungssituation im Humeruskopfbereich ausgerichtet war, erscheint dieser Ansatz am sinnvollsten. Ausgegangen wird von 4 bzw. 5 Fragmenten. Dem Tuberculum minus, dem Tuberculum majus, der Diaphyse, sowie dem Kopf, mit einem Frakturspalt entweder am Collum chirurgicum, oder am Collum anatomicum. Aufgrund der Seltenheit von Frakturen des Collum anatomicum (7 S.366) und der Indikation zur prothetischen Versorgung einer solchen Fraktur (9 S.1493; 37 S.609) (siehe 5.6.3) wurde in der vorliegenden Arbeit die Fraktur des Kopfes am Collum chirurgicum gesetzt.

5.6. Operationsindikation

Nach einer Studie von Szyskowitz et al (46 S.422) erfordern 25% aller Frakturen des proximalen Humerus eine operative Versorgung. Die Therapierichtlinien sind von mehreren Faktoren abhängig. Einerseits spielt die Frakturmorphologie eine entscheidende Rolle, ob ein konservatives oder operatives Vorgehen gewählt wird, andererseits das biologische Patientenalter. Die meisten subkapitalen Frakturen können konservativ behandelt werden und bedürfen einer relativ kurzfristigen, schmerzbedingten Ruhigstellung und anschließenden physiotherapeutischen Behandlung. Ganz anders verhält es sich bei komplizierteren Frakturen mit deutlicher Verschiebung der Frakturfragmente. Hier hängt das therapeutische Vorgehen entscheidend von der Erwartung des Patienten einerseits, und vom Osteoporosegrad des Humerus andererseits ab. Nicht jede proximale Humerusfraktur ist für eine Osteosynthese geeignet, sondern bedarf unter Umständen einer primären Kopfendoprothese. In letzter Zeit haben sich offene, reduziert invasive und gedeckte, minimalinvasive Operationsverfahren auch am proximalen Humerus etabliert und haben die klassische Plattenosteosynthese bei den Typ C-Frakturen bis auf einige wenige Ausnahmen abgelöst. Im Folgenden soll auf das Therapieverfahren im Einzelnen, abhängig vom Frakturtyp, eingegangen werden.

5.6.1. gering dislozierte Frakturen

Es besteht ein weitgehender Konsens dahin gering dislozierte Frakturen konservativ zu behandeln (12 S.827; 34 S.1088). Nach Neer liegt eine Dislokation vor, wenn die Fragmente um mehr als 1cm verschoben sind, bzw. um mehr als 45° gegeneinander gekippt sind. Viele Autoren propagieren eine konservative Behandlung bei Dislokationen, die kleiner als 0,5cm ist und eine chirurgische Therapie, bei Dislokationen größer als 1cm (37 S.607). Die optimale Versorgung von Dislokationen zwischen 0,5 und 1cm bleibt jedoch unklar. Eine Studie von Bono et al (4 S.1059) zeigt, dass die Kraft, die für die Abduktion des Armes nötig ist, bereits bei einer Dislokation von 0,5cm signifikant erhöht ist (siehe 4.1.2.). Er führt auch Probleme, die bei der konservativen Behandlung von gering dislozierten Frakturen entstehen auf diesen Zusammenhang zurück. Szyskowitz (46 S.422) unterscheidet zwischen jungen und alten Patienten, sowie in Abhängigkeit von der Frakturlokalisation. Junge Patienten mit A1-Frakturen nach der AO-Klassifikation sollten bereits ab einer proximalen Verschiebung von 3-5mm operativ versorgt werden, bei Patienten über 60 Jahren sei bei A1-Frakturen eine Dislokation von bis zu 10mm tolerabel. Die A2-Frakturen seien bei Dislokationen unter 10mm bzw. Rotationsfehlstellungen, die weniger als 30-40° betragen einer konservativen Therapie zuzuführen.

5.6.2. dislozierte Frakturen

Ist es bei der Verletzung zu einer Dislokation der Frakturfragmente gekommen, so wird dahingehend übereingestimmt, den Patienten operativ zu versorgen. Über die Art der Versorgung besteht allerdings, wie bereits berichtet Uneinigkeit.

5.6.3. Vierfragmentfrakturen

Eine weitgehende Übereinstimmung in der Behandlungsstrategie kann bei dislozierten, gesplitterten Vierfragmentfrakturen, die zusätzlich mit einem gespaltenen Kopf einhergehen, beobachtet werden. Hier wird eine Versorgung mittels primärer Hemiprothese propagiert. Hertel schreibt in einer Arbeit (16 S.568), dass alle Frakturen mit einer Hemiprothese zu versorgen sind, bei denen eine Ischämiegefahr des Humeruskopfes besteht, was in etwa den oben genannten Indikationen entspricht (siehe auch 3.4.). Neer und einige andere Autoren berichteten über gute Resultate bei der prothetischen Versorgung (44 S.107). Zahlreiche andere Autoren hingegen äußerten Unzufriedenheit über die funktionellen Ergebnisse (11 S.84; 56 S.87). Demnach konnten wesentliche Tätigkeiten des täglichen Lebens nicht mehr verrichtet werden (11 S.84; 56 S.87). Nach einer Vergleichsstudie von Zyto waren die prothetisch versorgten Patienten nicht besser als die konservativ behandelten (56 S.87). Ein Argument für die primäre prothetische Versorgung war, dass diese signifikant bessere Ergebnisse zeigte, als die sekundäre Versorgung (5 S.481). Dies dürfte jedoch darauf zurückzuführen sein, dass die Tubercula in ungünstiger Stellung geheilt waren.

Bei Frakturen, bei denen die Gefahr einer Ischämie des Humeruskopfes gering ist, wird weiterhin über die optimale Versorgung diskutiert. In diesem Fall stehen zahlreiche kopferhaltende Verfahren der Frakturversorgung, wie in 5.7. beschrieben, zur Verfügung. Die Gefahr einer Ischämie ist vor allem dann gegeben, wenn die Frakturlinie durch das Collum anatomicum zieht, eine so genannte Head-Split Fraktur vorliegt, oder es sich um eine stark dislozierte Fraktur handelt. Zusätzlich können die von Hertel (16 S.66) angegebenen Fragen gestellt werden um weitere Anhaltspunkte für die Durchblutung des Humeruskopfes zu erhalten (siehe 5.5.3.3.).

5.6.4 Leitliniengerechtes Vorgehen

Die Leitliniendatenbank Uptodateonline.com empfiehlt in ihrer neuesten Version vom 30. September 2009 eine chirurgische Versorgung für alle dislozierten Zwei- bis Vierfragmentfrakturen. Des Weiteren wird eine Indikation für alle Luxationen, Gelenkinstabilitäten oder neurovaskuläre Verletzungen angegeben. Als chirurgische Optionen stehen eine offene Reposition mit interner Fixierung (Open reduction and internal fixation = ORIF) oder die Hemiprothese zur Verfügung. Eine notfallmäßige Versorgung ist für alle Nerven und Gefäßverletzungen, sowie für offene Frakturen von Nöten. Eine zügige Versorgung aller Luxationsfrakturen ohne neurovaskuläre Verletzungen wird ebenfalls empfohlen.

5.7. Möglichkeiten der Frakturversorgung

Zahlreiche Möglichkeiten der Frakturversorgung stehen zur Verfügung. Jede einzelne hat spezifische Vor- und Nachteile. Die einzelnen Methoden können nach Implantat oder nach Invasivität der Technik untergliedert werden.

Unterteilt man die verschiedenen Techniken in Anbetracht des verwendeten Implantats, stehen folgende Möglichkeiten der Frakturversorgung zur Verfügung:

1. Techniken die eine Fixierung durch Nähte erreichen (35 S.320)
2. Fixierung durch Kirschner-Drähte (10 S.849), einschließlich diverser Modifikationen, wie den Resch-Bock (37 S:614)
3. kanülierte Schrauben (46 S.424)
4. Platten (siehe 5.7.1.)
5. Marknägel (siehe 5.7.2.)

Diese Implantate können perkutan oder über einen offenen Zugang eingebracht werden. Ein kleiner Zugang wird oft synonym mit minimalinvasiv verwendet, nach Hertel ein Trugschluss, dem immer noch viele Ärzte und Patienten unterliegen (16 S.68).

5.7.1. Platten

5.7.1.1. T-Platte

eine häufig angewandte Möglichkeit der Versorgung proximaler Humerusfrakturen sind die Platten. Nach wie vor spielt die konventionelle T-Platte eine wichtige Rolle, die in zahlreichen Studien empfohlen wird (18 S.254, 51 S.1922). Die Autoren einer Studie fanden zufrieden stellende Ergebnisse bei der Versorgung von 29 stark valgus-impaktierten Frakturen des proximalen Humerus mittels T-Platten bzw. Schrauben (39 S.1650). Osteonekrosen traten nicht auf. Diese Ergebnisse führen zu der Vermutung, dass stark valgus-impaktierte Frakturen auch unter konservativer Therapie gut zur Ausheilung gelangen können (8 S.594). Allerdings müssen bei der oben genannten Studie zwei Punkte berücksichtigt werden. Erstens verwendeten die Autoren nichtresorbierbaren Ethibond Faden (Ethicon, Edinburgh, United Kingdom) als intraossäre Naht durch jede frakturierte Tuberositas um eine stabile Fixierung der Rotatorenmanschette zu ermöglichen. Dies erzielte möglicherweise einen positiven Effekt im Rahmen der postoperativen Nachbehandlung und verbesserte das funktionelle Outcome. Zweitens wurden nach der Anhebung und Reposition des Humeruskopfes der Knochendefekt und die metaphyseale Höhle mit Norian Skeletal Repair System (SRS) Knochenersatz (Norian, Cupertino, CA)aufgefüllt. Der eingefügte Knochenzement hat möglicherweise eine höhere Primärstabilität zur Folge. Hessmann et al fanden (18 S254) in 76% der untersuchten Patienten (n=98) zufrieden stellende Ergebnisse. Die Osteonekroserate betrug 4%. Kuner und Siebler (24 S.66) hingegen fanden eine Osteonekroserate von 45% bei 99 untersuchten Patienten. Diese Ergebnisse beschreiben zwei Extremfälle. Die Rate von guten und zufrieden stellenden Ergebnissen beträgt in diversen Studien zwischen 20 und 65%. Die Osteonekroserate liegt zwischen 0 und 45%. Bereits hier kann man erkennen, was eine Konsensbildung zur optimalen Versorgung proximaler Humerusfrakturen erschwert und bislang erfolglos verlaufen lies.

5.7.1.2. Drittelrohrplatte

Wanner et al (50 S.540) berichten über eine Versorgung mit zwei 1/3 Rohr-Platten, die in einem Winkel von 90° zueinander angebracht werden. Hierdurch kann eine hohe Primär- und Rotationsstabilität erreicht werden. Des Weiteren wird in der Studie propagiert, dass ein Überziehen der Schrauben mit Knochenzement (Palacos R-40 Knochenzement mit Gentamycin, Merck, Darmstadt, Deutschland) die Primärstabilität in osteoporotischen Knochen weiter erhöht. Die Komplikationsrate betrug 12%, eine Osteonekrose trat nur in einem Patienten auf (1,6%). Unabhängig von Patientenalter und Frakturtyp zeigten sich in exzellente bis zufrieden stellende Ergebnisse in 88% der Patienten

5.7.1.3 winkelstabile Platten

Immer mehr werden die großen, nicht winkelstabilen Platten zur Versorgung proximaler Humerusfrakturen verlassen und den winkelstabilen Modellen der Vorzug gegeben. Diese weisen insbesondere im osteoporotischen Knochen Vorteile auf. In einer Arbeit von Lill et al (27 S.45) wird diese Art der Frakturversorgung angewendet und evaluiert. Das Ergebnis der Implantation wurde anhand des Constant Scores gemessen. Es zeigen sich in 21 Fällen (74%) zufrieden stellende Ergebnisse. Die Qualität der Versorgung zeigt sich abhängig von der Fragmentzahl. Mit zunehmender Zahl an Fragmenten reduziert sich der Constant Score. Die aufgetretenen Komplikationen umfassen 2 Schraubenperforationen, eine indirekte Reposition der Kopfkalotte, 3 Plattenbrüche und eine Varusfehlstellung mit Schraubenbruch im Kopf.

Autor	Jahr	n=	Frakturtyp	Methode	Gute Ergebnisse(%)	AVN (%)
Nicht-winkelstabil						
Wanner et al	2003	71	2-4 Fragment	2x ⅓ Platte	66	2,3
Wijgman et al	2002	60	3,4 Fragment	T-Platte, K-Drähte	87	3
Hessmann et al	1999	66	2-4 Fragment	T-Platte	48	0
Speck/Regazzoni	1997	54	3,4 Fragment	T-Platte	20-32	20
Winkelstabil						
Fankhauser et al	2005	29	2-4 Fragment	PHILOS	75	2
Mückter et al	2001	47	2-4 Fragment	Hybrid	85,1	0
Lungerhausen et al	2003	51	2-4 Fragment	Königsee	70,8	2
Lill et al*	2004	35	2-4 Fragment	LPHP	74	-

Tabelle 1 Osteosynthese mit konventionellen und winkelstabilen Platten (n=Anzahl der untersuchten Patienten, *:3 monatiges Follow up, modifiziert nach (14 S.107)

5.7.2. Marknägel

Marknägel werden erst in jüngster Zeit für die Versorgung proximaler Humerusfrakturen verwendet. Ursprünglich wurden sie dafür entworfen Schaftfrakturen zu versorgen (40 S.26). Die Versorgung fand in erster Linie durch die retrograde Bündelnagelung statt, die bei entsprechender Indikationsstellung gute Ergebnisse lieferte (52 S.662). Doch die Verwendung von Marknägeln zur Versorgung von Schulterfrakturen zeigte keine ausreichende Stabilität um das proximale, metaphyseale Fragment ausreichend zu fixieren. Eine Verbesserung des Implantatdesigns hinsichtlich biomechanischer und anatomischer Charakteristika führte zu kürzeren Nägeln mit verschiedenen stabilen proximalen Verschlussvarianten.

Die ersten Nägel der neuen Generation waren der Polarus-Nagel (Acumed, Hillsboro, UK) und der UHN von Synthes (Synthes, Umkirch, Deutschland). Verschiedene Studien zeigten, dass diese Nägel bessere Versorgungsergebnisse aufweisen als die konventionellen Platten (1 S.119; 19 S.171). Mit dem Aufkommen winkelstabiler Platten kam auch eine neue Generation Marknägel auf den Markt, die erneut verbessert wurden und ebenfalls mit einer winkelstabilen Komponente ausgestattet wurden, indem die Löcher für die proximalen Verriegelungsschrauben mit einem Gewinde versehen wurden.

Die Nägel der neuen Generation, die auch in der vorliegenden Arbeit verwendet wurden, sind der Targon-PHN (Aesculap, Tuttlingen, Deutschland), der T2-PHN (Stryker, Duisburg, Deutschland) und der TriGen-PHN (Smith&Nephew, Schenefeld, Deutschland). Die Ergebnisse bei der Versorgung durch Nägel dieser Generation sind viel versprechend, die Rate an Komplikationen gering. So gibt Mathews in seiner Arbeit an, von 36 durchgeführten Implantationen in 33 Fällen zu einem zufrieden stellenden Ergebnis gekommen zu sein (30 S.378), in drei Fällen seine Komplikationen aufgetreten. In einer Arbeit von Mittlmeier et al. (32 S.142) in der deutlich mehr Vierfragmentfrakturen versorgt wurden, konnten von 115 Implantationen 56 zufrieden stellend versorgt werden.

6. Material

6.1. Präparate

für die vorliegende Studie wurden insgesamt 25 Leichenhumeri verwendet. Alle Präparate wurden bei einer Temperatur von -20°C aufbewahrt und während der Versuche nicht aufgetaut. Im Rahmen des 10. und 11. internationalen Schulterkurses wurden endoskopische Untersuchungen und knorpelchirurgische Eingriffe an den Schultern vorgenommen. Präparate, die eine deutliche Verletzung des Knochenmaterials aufwiesen wurden bereits im Vorfeld aus der Untersuchung ausgeschlossen. Untersucht wurden 16 männliche und 9 weibliche Präparate. Das Durchschnittsalter lag bei 65,2 Jahren (sd=14,6, min= 43 Jahre, max= 88 Jahre). Die mittlere Körpergröße der Spender lag bei 172cm (sd=8,9, min= 149cm, max= 186cm). Das Gewicht lag im Mittel bei 74,7kg (sd= 12, min= 50,1; max= 95,0kg)

	Alter	Größe	Gewicht	Sex
Präparat 3	49	149	65,4	m
Präparat 4	65	158	66,8	w
Präparat 5	65	173	70,7	m
Präparat 6	71	177	67,9	w
Präparat 7	44	165	70,8	m
Präparat 8	48	186	76,7	w
Präparat 9	68	180	62,0	w
Präparat 10	52	168	71,2	m
Präparat 11	83	159	59,3	w
Präparat 12	76	172	80,1	w
Präparat 01	79	173	90,2	m
Präparat 14	46	170	95,0	m
Präparat 15	66	175	72,3	w
Präparat 18	43	181	80,3	m
Präparat 19	46	172	66,0	w
Präparat 20	58	183	84,5	m
Präparat 37	65	178	80,4	m
Präparat 38	63	176	70,3	w
Präparat 47	55	177	90,1	m
Präparat 62l	84	176	85,2	m
Präparat 62r	84	176	85,2	m
Präparat 83r	88	182	87,9	m
Präparat 83l	88	182	87,9	m
Präparat 84l	72	155	50,1	m
Präparat 84r	72	155	50,1	m
Sawbone	xxx	xxx	xxx	xxx
	mean 65,20	mean 172	mean 74,66	
	m:	16	w:	9

Tabelle 2 Alter, Größe und Gewicht der Spender

6.2. Sawbone-Humerus

Um einen Vergleich der verwendeten Humeri mit einem kommerziell hergestellten Kunstknochen zu ermöglichen wurde in dieser Arbeit ein Kunstknochen der Firma Sawbone verwendet. Diese Kunstknochen werden oft zu Demonstrationszwecken verwendet, beispielsweise um die Implantierbarkeit eines Marknagels darzustellen. Des Weiteren findet der Kunstknochen in biomechanischen Untersuchungen zur Implantatstabilität und Ausbruchverhaltens diverser Osteosynthesematerialien Anwendung. In Deutschland ist im Bereich des Oberarmes nur das Model „Humerus-large" in verschiedenen Ausführungen erhältlich, welches auch hier zur Anwendung kam. Da es sich um eine morphologische

Studie handelt, konnte nur auf die Größe und die Abmessungen des Sawbone Humerus eingegangen werden.

6.3. Amira

Amira ist ein wissenschaftliches Visualisierungssystem der Firma Mercury Computer Systems / VSG Group (San Diego, CA, USA), das neben dem klassischen Repertoire an Visualisierungstechniken (Isoflächen, Schnitte, Stromlinien usw.) besondere Schwerpunkte auf den Gebieten der interaktiven Bildsegmentierung, Rekonstruktion polygonaler Oberflächen und Tetraeder-Volumenmodelle, sowie der Volumenvisualisierung hat. In dieser Arbeit wurden die Amira Versionen 3.1.1 und 4.1 verwendet.

6.4. Marknägel

Im Rahmen dieser Studie wurden 3 Marknagelsysteme untersucht. Diese drei Modelle sind der Targon-PHN (Aesculap, Tuttlingen, Deutschland), der T2-PHN (Stryker, Duisburg, Deutschland) und der TriGen-PHN (Smith&Nephew, Schenefeld, Deutschland). Alle drei kommen im Klinikalltag regelmäßig zur Anwendung.

6.4.1. Targon-PHN

Der Targon-PHN der Firma Aesculap (Tuttlingen, Deutschland) ist ein winkelstabiles System zur Versorgung proximaler Humerusfrakturen. Er besitzt zwei verschiedene Durchmesser, proximal 10mm, distal 8mm, bei einer Gesamtlänge von 150mm. Zur Fixierung der Kopffragmente stehen 4 Schrauben zur Verfügung, 3 für die Fixierung des Tuberculum majus, und 1 für die Fixierung des Tuberculum minus Fragmentes. Die Bohrungen für die Schrauben sind mit einem so genannten PEEK-Einsatz (Polyaryletherketon) versehen, der die Winkelstabilität der Schrauben ermöglicht. Im Gegensatz zu den beiden anderen in der Studie verwendeten Marknägeln besitzt der Targon-PHN keine Krümmung sondern ist durchgehend gerade. Es stehen Versionen sowohl für den rechten als auch für den linken Arm zur Verfügung.

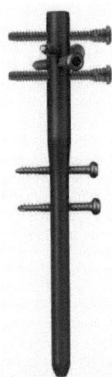

Abbildung 10 Targon-PHN

Für die Versorgung der Fraktur wird der Patient in einer halbsitzenden „beach chair" Position oder auf dem Rücken liegend auf einem röntgendurchlässigen Operationstisch gelagert. Bei der Lagerung sollte insbesondere darauf geachtet werden, dass die Bildwandlerdurchleuchtung möglich ist und ein guter Zugang zur Nageleintrittsstelle ohne ausgedehnte Manipulation an der betroffenen Extremität besteht.

Der Hautschnitt erfolgt anterolateral zum Akromion, dem Verlauf der Fasern des Musculus deltoideus folgend. Der Zugang zum Glenohumeralgelenk erfolgt durch einen so genannten „Deltoid – Split – Zugang" am Vorderrand des Akromions mit anschließender Eröffnung der Bursa subacromialis. Ist die Rotatorenmanschette intakt wird diese in Längsrichtung 1cm dorsolateral des ertasteten Sulcus bicipitis in Faserverlauf nach medial inzidiert. Beide Inzisionsränder werden angeschlungen und die Kalotte dargestellt. Unter Zuhilfenahme von Steinmann Nägeln und unter Bildwandlerkontrolle wird die Kalotte repositioniert. Bei defekter Rotatorenmanschette und dislozierten Tubercula wird der Einriss der Rotatorenmanschette durch einen Schnitt im Faserverlauf erweitert. Die Tubercula werden angeschlungen und lateral weg gehalten. Die Kalotte wird erfasst und mit einem Steinmann-Nagel repositioniert, sog. „Joystick-Verfahren".

Der Tellerführungsspieß wird am kranialsten Punkte der Kalotte unter Bildwandlerkontrolle in beiden Ebenen eingebracht. Die Kalotte wird mittels einer Hohlfräse eröffnet. Das Zielgerät wird mit dem Nagel verbunden und in den Humerus eingeführt.

Feinreposition des Tuberculum majus und Ausrichten des Zielbügels unter Bildwandlerkontrolle. Die Einbringtiefe des Nagels kann durch das Vorschieben der Tiefenmesslatte entlang des Zielgerätes kontrolliert werden, oder alternativ über die Röntgenmarkierung am Zielgerät kontrolliert werden. Es ist darauf zu achten, dass der Nagel nicht über die Kalotte hinausragt.

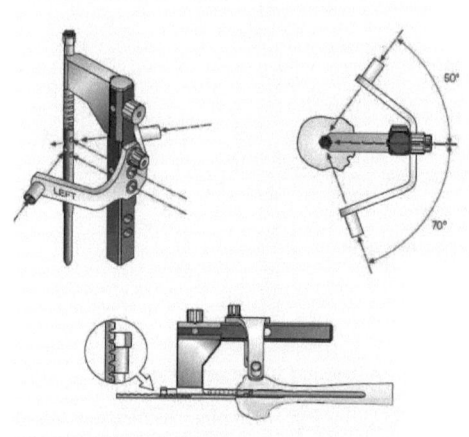

Abbildung 11 Implantation des Targon-PHN

Einführen des Obturators mit der Gewebeschutzhülse bis an den Knochen. Aufbohren des Schraubenkanals mit dem Spiralbohrer Ø 3,5 mm und anschließende Längenbestimmung der Fixierschraube. Einbringen der ersten Fixierschraube. Je nach Fraktur wiederholt sich dieser Vorgang bis alle vier Nagellöcher mit Fixierschrauben belegt sind.

In analoger Weise wird mit den distalen Verriegelungslöchern verfahren. Der Wundverschluss erfolgt in Standardtechnik.

6.4.2. T2-PHN

Der T2-PHN der Firma Stryker (Duisburg, Deutschland) ist ebenfalls ein klein dimensioniertes Präparat. Der proximale Durchmesser beträgt 10mm, distal beträgt er 8mm. Der Nagel hat eine Länge von 150mm. Die Schrauben für die Fragmente des Humeruskopfes sind anders angeordnet als die des Targon-PHN, es stehen aber ebenfalls 3 Schrauben für das Tuberculum majus und eine Schraube für das Tuberculum minus zur Verfügung. Distal gibt es zwei Verriegelungsmöglichkeiten. Durch die Anbringung eines Langlochs besteht die Möglichkeit einer dynamischen Verriegelung, welche zur Spannung der Fragmente genutzt werden kann Auch der T2-PHN bietet zwei Versionen, sowohl für den rechten als auch für den linken Arm. Der Nagel besitzt eine laterale Biegung von 6° zwischen dem proximalen und mittleren Drittel. Dadurch bietet sich die Möglichkeit den Nagel an zwei verschiedenen Stellen in den Humerus einzubringen. Zum einen zentral im Humeruskopf, zum anderen an der Innenkante des Tuberculum majus.

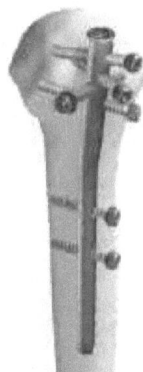

Abbildung 12 T2-PHN

Die Implantation des T2-PHN entspricht in etwa der, eines Targon-PHN. Ein nennenswerter Unterschied besteht beim Nageleintrittspunkt. Der T2 Proximale Humerus Marknagel ist so konfiguriert, dass er sowohl über einen lateralen, als auch zentralen Nageleintrittspunkt eingebracht werden kann. Der laterale Nageleintrittspunkt befindet sich am unmittelbar medialen Rand des Tuberculum majus (in antero-posteriorer Ansicht), ausgerichtet an der Humerusachse (in lateraler Ansicht). Die Kontrolle erfolgt über Bildwandler in zwei Ebenen. Der zentrale Nageleintrittspunkt befindet sich am kranialen Rand des Humeruskopfes, im Bereich der Gelenkfläche, in der Verlängerung der Humerusachse (in lateraler und antero-posteriorer Ansicht). Die proximale Metaphyse sollte mit dem 10mm Eröffnungsbohrer über die 10mm Eröffnungsbohrer-Bohrhülse aufgebohrt werden. Analog zum Targon-PHN werden die proximalen Verriegelungsschrauben über einen Zielbügel eingebracht, fakultativ auch die distalen.

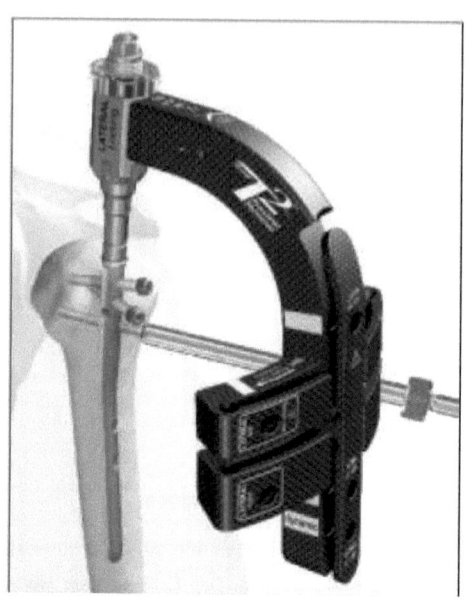

Abbildung 13 Implantation des T2-PHN

6.4.3. TriGen-PHN

Der TriGen-PHN der Firma Smith&Nephew (Schenefeld, Deutschland) ist mit 160mm etwas länger als die beiden anderen beschriebenen Marknägel. Im distalen Bereich ist sein Durchmesser mit 7mm etwas kleiner als beim Targon-PHN und T2-PHN. Der Querschnitt im proximalen Bereich ist nicht rund sondern eher trapezoidal was nach Herstellerangaben einen gewissen Grad an Rotationsstabilität liefern soll. In diesem Abschnitt beträgt der größte Durchmesser 12mm. Ähnlich dem T2-PHN besitzt der TriGen-PHN eine Krümmung, die es ermöglichen soll, den Nagel auf zwei verschiedene Weisen in den Humerus einzuschlagen (siehe 6.4.2.)

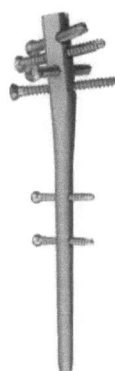

Abbildung 14 TriGen-PHN

Die Implantation des TriGen-PHN wird ähnlich durchgeführt wie die Implantation der anderen beschriebenen Nägel. Über einen Deltoid-Split-Zugang, bzw. einen Deltopectoralen Zugang bei ausgedehnten Frakturen wird der Humeruskopf dargestellt. Spezielle Klemmen schützen das Weichteilgewebe während ein Kirschner Draht die Nageleintrittsstelle markiert. Der laterale Eintrittspunkt liegt medial der Insertion der Rotatorenmanschette und zentral zwischen dem Sulcus intertubercularis und dem posterioren Anteil des Humeruskopfes. Der mediale Eintrittspunkt liegt an der Spitze des Humeruskopfes und wird ebenfalls zentral zwischen dem Sulcus intertubercularis und dem posterioren Anteil des Humeruskopfes aufgesucht.

Der Humeruskopf wird aufgebohrt, der Nagel eingebracht und über einen Zielbügel werden die Schrauben, analog zu den anderen beiden Marknägeln eingebracht.

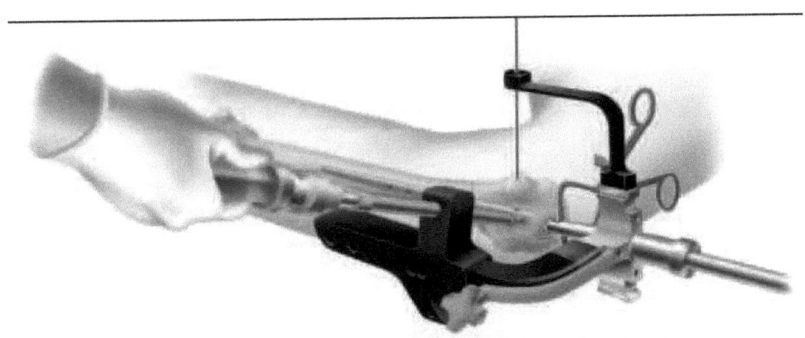

Abbildung 15 Implantation des TriGen-PHN

7. Methodik

7.1. Digitalisierung

7.1.1. Präparate und Sawbone

Um die Marknagelung am proximalen Humerus in einem virtuellen Modell nachvollziehen zu können mussten zunächst die verwendeten Implantate digitalisiert werden. Dies geschah in Zusammenarbeit mit dem radiologischen Institut des Klinikums Rechts der Isar. Die 25 gefrorenen Humeri, sowie der Sawbone-Humerus wurden mittels einem Siemens Cardiac Sensation (Siemens, Erlangen, 120 kV, 200 mAs) computertomographisch mit einer Schichtdicke von 0,75mm gescannt. Die Rekonstruktion erfolgte in einem Knochenfenster, welches auch bei verschiedenen unfallchirurgischen und orthopädischen Fragestellungen Anwendung findet. Anschließend wurden die entstandenen Dicom-Datensätze in das Computerprogramm Amira eingelesen. Mit Hilfe der 3D Visualisierungssoftware wurden die Humeri segmentiert und dreidimensional dargestellt. Durch die Grauwertdarstellung der CT-Daten war es möglich, einzelnen „Materialien", z.B. Kortikalis, Spongiosa oder Weichteilen, unterschiedliche Labels zuzuweisen. Um die 3D-Objekte darstellen zu können verwendet Amira OpenGL (Open Graphics Library). OpenGL ist eine standardisierte Bibliothek, mit der eine Renderung solider Objekte möglich ist. Auf diese Weise konnten die noch vorhandenen Weichteile virtuell vom Knochen getrennt werden, wodurch ein dreidimensionales Bild der Humerusknochen entstand (siehe Abbildung 19).

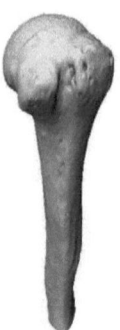

Abbildung 16 digitalisierter Humerus

7.1.2. Marknägel

Die drei verwendeten Marknägel Targon-PHN (Aesculap), T2-PHN (Stryker), TriGen-PHN (Smith&Nephew) wurden mithilfe eines CAD Programms (Catia V5 R14, Dassault Systems,

Suresnes Cedex, Frankreich) digitalisiert. Die Abmessungen der Nägel wurden entweder den Herstellerangaben entnommen, oder mittels Schublehren und Winkelmessern bestimmt. Im Gegensatz zu den realen Nägeln wurden anstelle der Schrauben Bolzen verwendet, welche die Messungen vereinfachten. Diese Bolzen besaßen die gleichen Durchmesser, wie die vom Hersteller angebotenen Schrauben. Die gezeichneten Nägel wurden im STL-Format (**S**urface**T**esselation**L**anguage) abgespeichert um es in Amira verwenden zu können. Das STL-Format beinhaltet die Beschreibung der Oberfläche von 3D-Körpern mit Hilfe von Dreiecksfacetten. Jede Dreiecksfacette wird durch die drei Eckpunkte und die zugehörige Flächennormale des Dreieckes charakterisiert. Um einen direkten Vergleich der einzelnen Implantate zu ermöglichen, wurden die Marknägel digital überlagert und Unterschiede in der Positionierung der Verriegelungsschrauben direkt vermessen (siehe 8.4.)

7.2. virtuelle Frakturierung der Präparate

Für die weiteren Versuche wurden die Humeri als auch der Sawbone frakturiert. Dies geschah ebenfalls anhand des 3D-Visualisierungsprogramms Amira. Anhand kombinierbarer geometrischer Figuren (Quader, Ellipsoid, Konus, Zylinder) konnten die Frakturfragmente vom Humerus abgetrennt werden und als solitäre Objekte dargestellt werden. Für die weitere Vermessung wurden von jedem Humerus drei Frakturen dargestellt. Eine Zweifragmentfraktur mit Frakturspalt im Collum chirurgicum, eine Dreifragmentfraktur mit zusätzlich abgetrennten Tuberculum majus und die in im Abschnitt „Frakturklassifikation-eigener Ansatz" beschribene (siehe 5.5.5.4.) Vierfragmentfraktur. Diese umfasst das Tuberculum majus und Tuberculum minus Fragment, den am Collum chirurgicum frakturierten Kopf, sowie den verbleibenden Schaft. In analoger Weise wurde mit dem Sawbone Humerus verfahren. Durch den virtuellen Ansatz war es möglich eine Fraktur reproduzierbar zu simulieren, aber ebenso wieder perfekt zu reponieren, was bei realen Frakturen aufgrund von Knochendefekten oft nicht möglich ist.

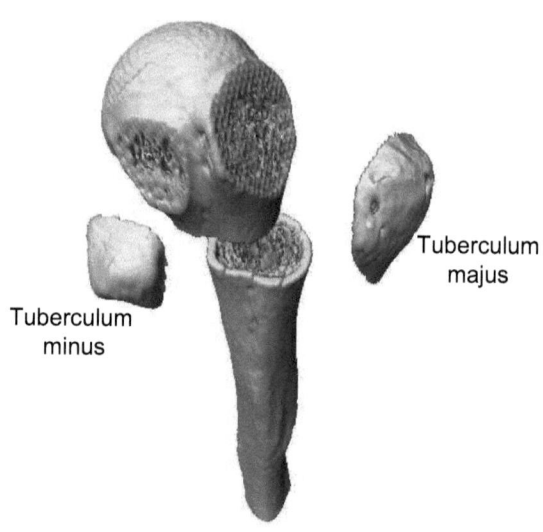

Abbildung 17 luxierte Vierfragmentfraktur

7.3. Vermessen der Humeri

Um die anatomische Varianz der Humeri vor Implantation der Marknägel zu untersuchen, wurden verschiedene Messungen an Ihnen durchgeführt.

7.3.1. der Durchmesser des Kopfes an seiner breitesten Stelle einschließlich der Kortikalis (K_{innen}) -> Abbildung 21

7.3.2. der Durchmesser des Kopfes an seiner breitesten Stelle ausschließlich der Kortikalis ($K_{außen}$) -> Abbildung 21

7.3.3. der Durchmesser des Collum anatomicum (C) -> Abbildung 22

7.3.4. die Tubercula ($Bvertikal_{majus}$, $Bvertikal_{minus}$, $Bhorizontal_{majus}$, $Bhorizontal_{minus}$)

7.3.5. der Winkel, den die beiden Tubercula einschließen (α) -> Abbildung 24

7.3.6. die Diaphyse D1a/ D1b – D4a/ D4b

7.3.7. der direkte Abstand vom kranialsten Punkt der Kalotte zu den Tubercula ($Adirekt_{maj}$, $Adirekt_{min}$) -> Abbildung 23

7.3.8. der indirekte Abstand vom kranialsten Punkt der Kalotte zu den Tubercula ($Aindirekt_{maj}$, $Aindirekt_{min}$) -> Abbildung 24

7.3.1. Durchmesser des Kopfes einschließlich Kortikalis

7.3.2. Durchmesser des Kopfes ausschließlich Kortikalis

auf einem Bild in anterior-posteriorer Ausrichtung wurde die breiteste Stelle des Humeruskopfes bestimmt. Im Anschluss konnte auf einem axialen Schnittbild die Höhe identifiziert werden und der Durchmesser des Kopfes sowohl mit, als auch ohne Kortikalis ermittelt werden. Im ersten Fall wurde die Kortikalis auf beiden Seiten des Kopfes gemessen. Der ermittelte Wert trug die Bezeichnung K_{innen} bzw. $K_{außen}$

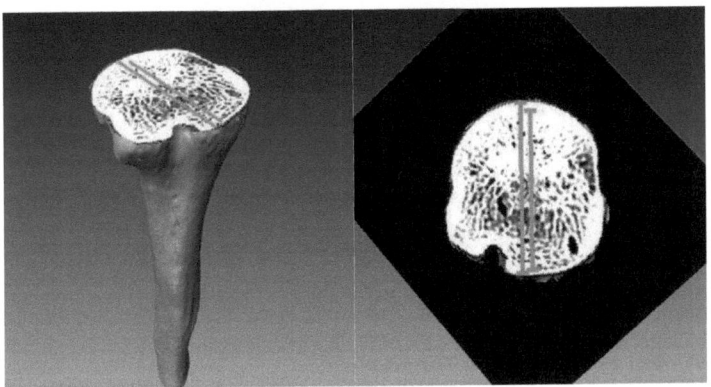

Abbildung 18 Kopfdurchmesser: K_{innen}, $K_{außen}$

7.3.3. Durchmesser des Collum anatomicum

Das Collum anatomicum wurde an seiner breitesten Stelle in einem sagittalen Schnitt identifiziert und zweidimensional vermessen. Bezeichnung: C

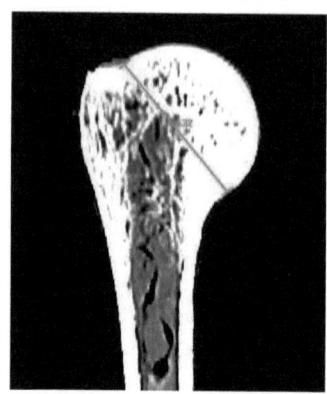

Abbildung 19 Collum anatomicum: C

7.3.4. Tubercula

Vermessen wurden die Tubercula in ihrer weitesten horizontalen, als auch in ihrer weitesten vertikalen Ausdehnung. Die gemessenen Werte wurden als $Bvertikal_{majus}$ bzw. $Bvertikal_{minus}$ und $Bhorizontal_{majus}$ bzw. $Bhorizontal_{minus}$ beschrieben

7.3.5. Winkel zwischen den Tuberkeln

In einer axialen Ebene wurde der Winkel, den beide Tubercula (α) einschließen vermessen. Eingeschlossen wurde dieser Winkel jeweils von der Frakturlinie, die dem Sulcus intertubercularis am nächsten liegt. Der Mittelpunkt des Winkels liegt auf der in Kapitel 7.3.6 beschriebenen Geraden *d* auf der er senkrecht steht (siehe Abbildung 24)

7.3.6. Diaphyse

Eine Achse (*d*) wurde zwischen dem kranialsten Punkt der Kalotte und einem 15cm kaudal davon liegendem Punkt in der Mitte der Diaphyse gelegt. Die Diaphyse wurde auf verschiedenen Höhen vermessen. Die erste Messung lag 7cm kaudal der am weitesten kranial liegenden Stelle des Humeruskopfes und somit unterhalb des Humeruskopfes. Die drei weiteren Messungen schlossen sich jeweils 2cm kaudal der vorigen an. Die Messungen erfolgten in einem 90° Winkel zur Achse *d*. Es erfolgten jeweils zwei senkrecht aufeinander stehende Messungen in einer axialen Ebene. So entstanden 4 x 2 Messungen *D1a/ D1b – D4a/ D4b*

7.3.7. Direkter Abstand vom kranialsten Punkt der Kalotte zu den Tubercula

Der Abstand des am weitesten kranial liegenden Punktes zum kranialen Frakturspalt des Tuberculum majus sowie des Tuberculum minus wurden direkt, also entlang der Oberfläche des Präparates ($Adirekt_{maj}$, bzw. $Adirekt_{min}$) vermessen.

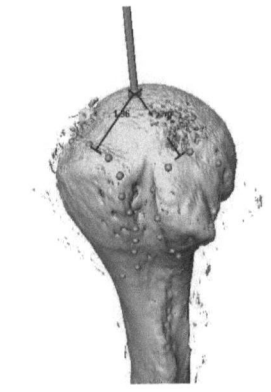

Abbildung 20 $Adirekt_{maj}$, $Adirekt_{min}$

7.3.8. Indirekter Abstand vom kranialsten Punkt der Kalotte zu den Tubercula

Eine weitere Messung erfolgte entlang der Achse d. Diese Messung erfolgte vom Eintritt der Gerade in den Humerus, also am kranialsten Punkt der Kopfkalotte, bis zur Höhe des kranialen Frakturspalts eines entsprechenden Tuberculums. ($Aindirekt_{maj}$ bzw. $Aindirekt_{min}$),

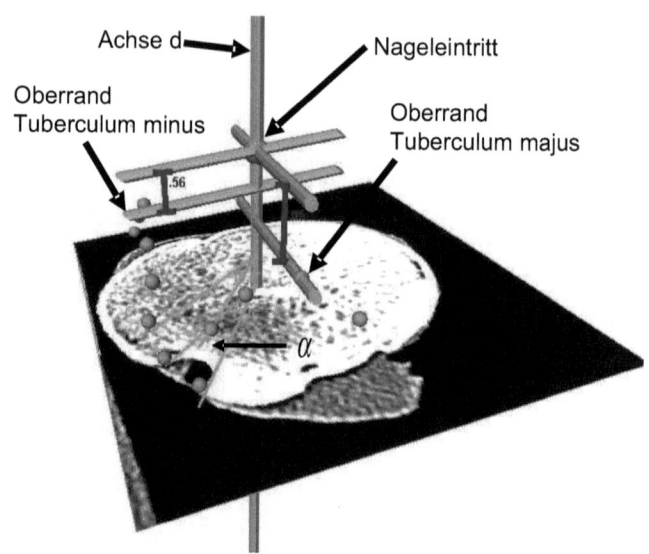

Abbildung 21 indirekter Abstand $Aindirekt_{maj}$, $Aindirekt_{min}$ **und Winkel** α

7.4. Implantation der Marknägel

Anhand der vorliegenden Operationsanweisungen, die durch die Hersteller der verschiedenen Marknägel ausgegeben werden und anhand von Fachliteratur (30 S.374; 32 S.139) konnten die Nägel in die jeweiligen Humeri implantiert werden. Um eine Vergleichbarkeit zu ermöglichen, und aus Gründen der besseren Implantierbarkeit (siehe 9.4), wurde beim T2-PHN und beim TriGen-PHN der mediale Nageleintrittspunkt, analog zum regulären Eintrittspunkt des Targon-PHN, gewählt. Dieser lag an der kranialsten Stelle des Humeruskopfes. Der Nagel wurde hier einbracht und entlang der diaphysealen Achse vorgeschoben bis die Nagelspitze im subchondralen Knochen zu liegen kam. Auf diese Weise war es möglich den Nagel in der stabilsten Zone Oberarmes (siehe auch 4.2.) zu platzieren (26 S.425). Das Risiko eines Ausbrechens der Schrauben sowie ein subakromiales Impingement durch eine überstehende Nagelspitze wurden somit minimiert (32 S.141). Im Gegensatz zu einer realen Operation war es nun noch möglich den Nagel im Humerus zu rotieren, was eine Optimierung der Schraubenlage zur Folge hatte.

Bei der Implantation wurde auf folgende Parameter besonderer Wert gelegt:

1. Vollständige Lage des Nagels innerhalb des Knochens
2. Zentrale Lage des Nagels im Markraum falls möglich
3. Lage der Nagelspitze im subchondralen Knochen
4. Maximaler Abstand der Bolzen zum Frakturrand

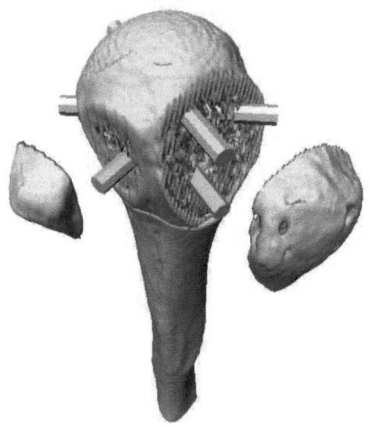

Abbildung 22 implantierter Marknagel, hier Targon-PHN

Insgesamt wurden auf diese Weise 75 Implantationen an 25 Humeri durchgeführt (siehe Abbildung 25). Drei weitere Implantationen wurden am Sawbone Humerus vollzogen.

7.5. Vermessen der Implantation

Zur Quantifizierung der Implantation wurde die durchgeführte Implantation an mehreren Stellen vermessen.

7.5.1. Vermessen des Nageleintrittspunktes

Um die Vorteile der virtuellen Fraktur, die Möglichkeit der nachträglichen Veränderung des Nageleintrittspunktes, zu objektivieren, wurde der Abstand zum evaluierten Nageleintritt vermessen. Als idealer Nageleintrittspunkt gilt der Punkt der Kalotte, welcher am weitesten kranial am Humerus liegt. Von diesem Punkt aus wurde ein Vektor bestimmt, der sich aus zwei senkrecht aufeinander stehenden Strecken (A; B) zusammensetzt. Strecke A misst den Abstand vom errechneten Nageleintritt in Richtung Tuberculum majus, bis zur Höhe des tatsächlichen Eintrittspunktes. Strecke B misst vom Endpunkt der Strecke A, im 90°-Winkel bis zum tatsächlichen Nageleintritt. Auf diese Weise konnte ein zweidimensionaler Vektor erstellt werden, welcher auf der Ebene des Nageleintritts die Abweichung der Eintrittspunkte darstellt.

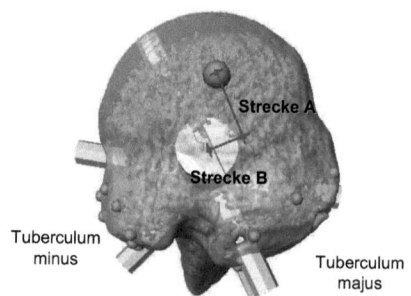

Abbildung 23 Vermessen der Nageleintrittspunkte

7.5.2. Messungen am Tuberculum minus

Die Messungen wurden vom Rand der jeweiligen Schraube bis hin zum Frakturspalt durchgeführt. Es wurde vier verschiedene Abstände untersucht. Der Abstand vom Rand der Schraube zum kranialen, kaudalen, lateralen und medialen Frakturspalt. Jeder der in dieser Arbeit verwendeten Marknägel besitzt genau eine Schraube zur Fixierung des Tuberculum minus. Aus diesem Grund sind in diesem Fall die Messungen für alle Nägel gleich.

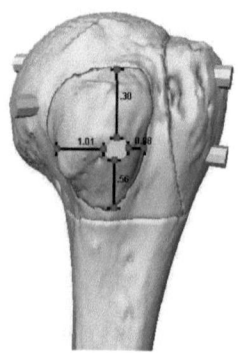

Abbildung 24 Messung Tuberculum minus

7.5.3. Messungen am Tuberculum majus

Am Tuberculum majus weißen die Fixierungen der einzelnen Marknägel Unterschiede auf. Aus diesem Grund wurden unterschiedliche Messungen durchgeführt. Diese erfolgten ebenfalls vom Rand der Schraube bis zum jeweiligen Frakturspalt.

7.5.3.1. Targon-PHN

Der Targon-PHN besitzt drei Schrauben zur Fixierung des Tuberculum majus. Zwei davon befinden sich in der Nähe zum Sulcus intertubercularis und wurden vermessen. Eine Messung erfolgte jeweils zum ventralen Frakturspalt, also in Richtung des Sulcus intertubercularis. Bei der kranialen Schraube wurde noch der Abstand zum kranialen Frakturspalt evaluiert, bei der kaudalen Schraube analog der Abstand zum kaudalen Frakturspalt. Insgesamt wurden also 4 Messungen durchgeführt. Zur Vereinfachung werden in der weiteren Arbeit die Messungen durch einen Code beschrieben. Dieser besteht aus zwei Wörtern, das erste Wort beschreibt die Lage der Schraube im Nagel bzw. im Humerus. Im Falle des Targon-PHN also kranial oder kaudal. Das zweite Wort bestimmt die Richtung der Messung, hier also kranial oder ventral. Somit ergeben sich für die vier Messungen folgende Bezeichnungen: kranial-kranial; kranial-ventral, kaudal-ventral, kaudal-kaudal. In den meisten Fällen ist es aufgrund der Anatomie des Humerus nicht möglich den Nagel exakt in gerader Richtung in den Humerus einzuführen. Dies führt dazu, dass der Abstand zum ventralen Frakturspalt für beide Schrauben nicht gleich groß ist. Um diesen Unterschied zu berücksichtigen wurde als zusätzliche Größe nur der kleinere Abstand zum ventralen Frakturspalt als min-ventral bezeichnet.

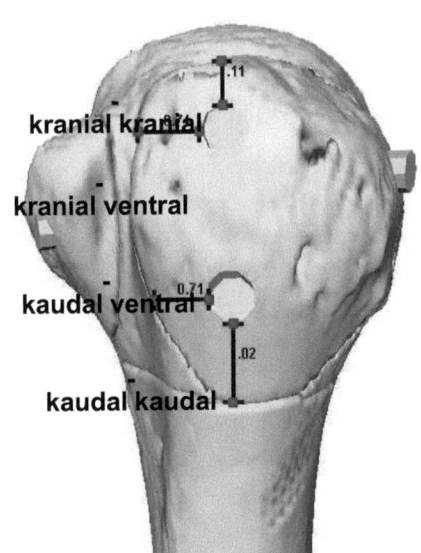

Abbildung 25 Messung Targon-PHN - Tuberculum majus

7.5.3.2. T2-PHN

Der T2-PHN besitzt ebenfalls drei Schrauben zur Fixierung des Tuberculum majus. Die Messung der kranialen Schraube erfolgte zum kranialen Frakturspalt, die der zentralen Schraube nach ventral zum Sulcus intertubercularis und die Messung der kaudalen Schraube erfolgte zum kaudalen Frakturspalt. Analog zu den Bezeichnungen der Messungen für den Targon-PHN wurden die drei Messungen als kranial-kranial, zentral-ventral, kaudal-kaudal

7.5.3.3. TriGen-PHN

Da für den TriGen-PHN nur eine Version für beide Arme zur Verfügung steht wurden hier mehrere Messungen durchgeführt. Zum einen erfolgten wieder Messungen analog zu den anderen beiden Nägeln nach kranial und kaudal, zusätzlich wurde für alle drei verfügbaren Schrauben der Abstand nach ventral zum Sulcus intertubercularis untersucht. Auch hier wurden die Messungen analog zu den beiden anderen Nägeln als kranial-kranial, kranial-ventral, zentral-ventral, kaudal-ventral, kaudal-kaudal bezeichnet. Da der TriGen-PHN nur eine Version besitzt, unabhängig von der betroffenen Seite, stellt sich entweder die kraniale oder kaudale Schraube, als die am nächsten zum Sulcus liegende dar. Aus diesem Grund wurde eine seitengenormte Messung eingeführt. Diese misst den Abstand der dem Sulcus am nähesten liegenden Schraube nach ventral. Diese Messung wird als min-ventral bezeichnet

7.5.4. Messungen an der Diaphyse

Um eine Perforation in die Kortikalis der Diaphyse auszuschließen und um festzustellen ob der Marknagel varisch, valgisch oder gerade implantiert wurde, erfolgten Messungen auf vier Höhen im Bereich der Diaphyse um eine Perforation der Kortikalis auszuschließen und um einen validierbaren Beweis einer korrekten Implantation zu erreichen.

7.6. Reliabilität

Um die Reliabilität der Frakturierung und der Implantation zu überprüfen wurden 5 zufällig ausgewählte Humeri in analoger Weise zwei weitere Male untersucht. Die Humeri wurden erneut frakturiert, die Marknägel implantiert und die Osteosynthese vermessen. Die erste Wiederholung erfolgte durch den Autor selbst. Für die zweite Wiederholung wurde eine mit der Doktorarbeit nicht vertraute Medizinstudentin aus dem 7. Semester beauftragt. Nach kurzer Einarbeitung in die Funktionsweise des Programms und nach Erläuterung der Codman Klassifikation wurde die Frakturierung, die Implantation und die Vermessung der Marknägel ohne Beteiligung des Autors durchgeführt. Um eine Verfälschung zu vermeiden wurden die Werte erst nach Abschluss der Messungen in eine gemeinsame Tabelle übertragen. Die erhobenen Daten wurden, wie im Statistikteil beschrieben, statistisch ausgewertet (siehe 7.8). Für die weitere statistische Auswertung wurden nur die Werte verwendet, die bei der ersten Vermessung bestimmt wurden.

7.7. Bewertungsmatrix

Um die Qualität der Implantation einteilen zu können wurde eine Bewertungsmatrix angefertigt. In Anlehnung an eine Arbeit von Trapp et al. (47 S.92), in der empfohlen wird einen Abstand von 5mm zwischen Schraube und Frakturspalt einzuhalten, wird die Implantation in drei Kategorien eingeteilt:

1. **Kategorie A:** entspricht einer erfolgreichen Implantation. Die Schrauben liegen mehr als 5mm vom Frakturspalt entfernt. Eine Perforation der Schrauben ist unwahrscheinlich (grün in Abb. 29).

2. **Kategorie B:** entspricht einer erschwerten Implantation. Mindestens eine der Schrauben liegt weniger als 5mm vom Frakturspalt entfernt. Keine der Schrauben berührt den Frakturspalt oder liegt jenseits davon. Ein Ausbrechen der Schrauben kann nicht ausgeschlossen werden (gelb in Abb. 29).

3. **Kategorie C:** entspricht einer fehlgeschlagenen Implantation. Eine oder mehr Schrauben haben Kontakt zum Frakturspalt. Die Fragmente können auf konventionelle Weise nicht sicher refixiert werden (rot in Abb. 29)

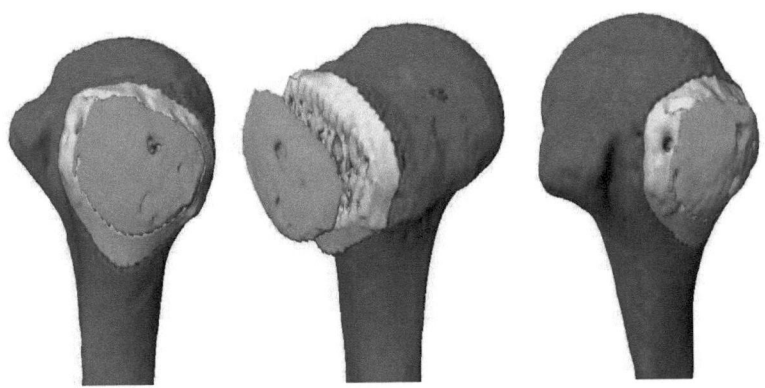

Abbildung 26 Bewertungsmatrix; grün= Kat. A, gelb= Kat. B, rot= Kat. C

7.8. Statistische Analyse

In Zusammenarbeit mit dem Institut für medizinische Statistik und Epidemiologie der TU München wurden die Testergebnisse statistisch ausgewertet.

7.8.1. Humeruskollektiv

Die ausgemessen Parameter der verwendeten Humeri wurden mittels des Kolmogorov-Smirnov Test und des Shapiro- Wilk-Tests auf ihre Normalverteilung hin untersucht. Korrelationen zwischen den verschiedenen Parameter wurden bei normalverteilten Werten mit dem Pearson-Test dargestellt, nicht normalverteilte Parameter wurden mittels des Spearman Tests untersucht. Das zweiseitige Signifikanzniveau wurde auf $p<0,05$ festgelegt. Für ausgewählte Wertepaare wurde zusätzlich ein Streudiagramm angefertigt, um eventuell vorhanden Korrelationen deutlicher darzustellen. Die erarbeiteten Werte wurden mit der Studie von Mall et al (29 S.26) verglichen um die Repräsentativität des eigenen Kollektivs zu untersuchen.

7.8.2. Repräsentativität des Sawbone Humerus

Um zu untersuchen, ob der Sawbone Humerus signifikante Unterschiede hinsichtlich seiner Größe zu dem untersuchten Kollektiv aufweist, wurde ein 95%-Konfidenzintervall der Mittelwerte angefertigt. Liegen die einzelnen Messungen des Sawbone Humerus innerhalb dieses Intervalls, so liegt kein signifikanter Unterschied zum Kollektiv vor.

7.8.3. Reliabilität der Methode

Um zu untersuchen wie reproduzierbar die Methodik der virtuellen Marknagelung ist, wurden die Implantationen wie in 7.6. beschrieben zweimal wiederholt. Zum Ausschluss eines signifikanten Unterschiedes der zusätzlich durchgeführten Messungen wurden die Daten unter Zuhilfenahme von Cronbachs α untersucht Diesem Test liegen Korrelationen der einzelnen Messungen zugrunde, welche einen Wert von 0,8 überschreiten sollen um signifikante Unterschiede zu vermeiden. Für die weiteren Untersuchungen wurden nur die Messungen der ersten Reihe verwendet.

7.8.4. Implantierbarkeit in Abhängigkeit vom Collum anatomicum

Es wurde weiterhin untersucht ob die Implantierbarkeit vom Durchmesser des Collum anatomicum abhängt. Ob ein statistisch signifikanter Zusammenhang besteht wurde durch einen Mann-Whitney Test überprüft. Um die Möglichkeit der Implantation anhand spezifischer anatomischer Variablen vorhersagen zu können wurde eine logistische

Regression und ein Chi-Quadrat-Test durchgeführt. Auch hier galt das spezielle Augenmerk dem Durchmesser des Collum anatomicum. Die Frage war, ob die Implantierbarkeit der Marknägel durch anatomische Kenntnisse vorausgesagt werden kann. Eine entsprechende Sensitivität und Spezifität konnte dieser Aussage konnte durch eine ROC-Analyse ermittelt werden.

7.8.5 Beschreibung der verwendeten Tests

7.8.5.1. Kolmogorov-Smirnov-Test

Der **KS-Test** oder **KSA-Test** (nach Andrei Nikolajewitsch Kolmogorow und Wladimir Iwanowitsch Smirnow) ist ein statistischer Test auf Übereinstimmung zweier Wahrscheinlichkeitsverteilungen. Das kann ein Vergleich der Verteilungen zweier Stichproben sein (zweiseitiger KS-Test), aber auch der Test darauf, ob eine Stichprobe einer zuvor angenommenen Wahrscheinlichkeitsverteilung folgt (einseitiger KS-Test). Speziell bei letzterem ist der KS-Test im Gegensatz zum χ^2-Test auch für kleine Stichproben geeignet.

Der Kolmogorow-Smirnow-Test ist als *nichtparametrischer Test* sehr stabil und unanfällig. Ursprünglich wurde der Test für stetig verteilte metrische Merkmale entwickelt; er kann aber auch für diskrete und sogar rangskalierte Merkmale verwendet werden. In diesen Fällen ist der Test etwas weniger trennscharf, d.h. die Nullhypothese wird seltener abgelehnt als im stetigen Fall. Ein großer Vorteil besteht darin, dass die zugrunde liegende Zufallsvariable keiner Normalverteilung folgen muss. Die Verteilung der Prüfgröße d_n ist *für alle* (stetigen) Verteilungen identisch; Dies macht den Test vielseitig einsetzbar, bedingt aber auch seinen Nachteil, denn der KS-Test ist nicht sehr genau.

7.8.5.2. Shapiro-Wilk Test

Der **Shapiro-Wilk-Test** prüft die Nullhypothese, dass eine Stichprobe $x_1, ..., x_n$ aus einer normalverteilten Grundgesamtheit stammt. Die Prüfgröße wird berechnet als

$$W = \frac{\left(\sum_{i=1}^{n} a_i x_{(i)}\right)^2}{\sum_{i=1}^{n}(x_i - \overline{x})^2}$$

mit

$x_{(i)}$ (durch Klammern eingeschlossener Index *i*) als dem *i*ten Rangplatz, d.h. der *i*-kleinsten Zahl in der Stichprobe;

$\overline{x} = (x_1 + \cdots + x_n)/n$ als dem Mittelwert der Stichprobe;

den Konstanten a_i, gegeben durch

$$(a_1,\ldots,a_n) = \frac{m^\top V^{-1}}{(m^\top V^{-1}V^{-1}m)^{1/2}}$$

mit

$$m = (m_1,\ldots,m_n)^\top$$

und m_1, ..., m_n als den Erwartungswerten der Rangplätze einer Standardzufallszahl, sowie V als der Kovarianzmatrix dieser Rangplätze. Der Test weist die Nullhypothese zurück, wenn der Wert der Prüfgröße W kleiner als ein vom Stichprobenumfang und vom gewählten Signifikanzniveau abhängiger kritischer Wert ist

7.8.5.3. Pearson Test

Der Pearson- Test ist ein univariater Ausreißertest zur Prüfung auf einen einzelnen Ausreißer.

$$T = \frac{R}{s} = \frac{x_{(n)} - x_{(1)}}{\sqrt{\frac{\sum_{i=1}^{n}(x_{(i)} - \bar{x})^2}{n-1}}},$$

R beschreibt die Spannweite, s die Standardabweichung und $\bar{x}$ das arithmetische Mittel der Stichprobe.

7.8.5.4. Spearman Test

Bei diesem Test -- der **Rangkorrelation nach Spearman** -- werden die Unterschiede in den Rangplätzen der beiden zusammengehörigen Werte eines Wertepaares betrachtet. Deshalb muß eine abhängige Strichprobe vorliegen, wenn man diesen Test anwenden will. Die Rangkorrelation nach Spearman läßt sich in Worten folgendermaßen präzise formulieren:

r_s = *Korrelation zwischen den Rängen über die Individuen.*

7.8.5.5. Cronbachs α

Cronbachs α(Alpha) (nach Lee Cronbach) ist eine Maßzahl aus der multivariaten Statistik, die feststellt, inwieweit eine Gruppe von Test-Items als Messung einer einzelnen latenten (verborgenen) Variablen angesehen werden kann. Das heißt es gibt an, inwiefern verschiedene Items im Grunde das gleiche messen. Das Maß wird insbesondere bei der Testkonstruktion und -evaluation. Es wird angewendet, um die Reliabilität eines Tests zu schätzen.

Geht man davon aus, dass eine Stichprobe hinsichtlich einer Gruppe von *k* Items untersucht wurde, dann ist Cronbachs α definiert als die durchschnittliche Korrelation zwischen diesen Items, nach oben korrigiert um *k* durch die Spearman-Brown-Formel. Deshalb wird Cronbachs Alpha auch als **Maß der internen Konsistenz einer Skala** bezeichnet. Cronbachs α hängt zusammen mit dem Ergebnis einer Varianzanalyse der Itemdaten hinsichtlich der Varianz zwischen den Testpersonen und der Varianz zwischen den Items. Je höher die proportionale Varianz zwischen den Testpersonen, desto höher ist auch Cronbachs α.

7.8.5.6. Mann-Whitney-Test

Der **Mann-Whitney-Test** ("Mann-Whitney-U-Test" oder kurz "U-Test") ist ein parameterfreier statistischer Test. Der U-Test ist ein Homogenitätstest. Er dient zur Überprüfung der Signifikanz der Übereinstimmung zweier Verteilungen, also ob zwei unabhängige Verteilungen A und B (zum Beispiel eine unbeeinflusste und eine beeinflusste) zu derselben Grundgesamtheit gehören.

Man hat 2 Stichproben vor sich, Stichprobe *A* mit n_1 Werten und Stichprobe *B* mit n_2 Werten. Man vergleicht jeden Wert der Stichprobe *A* mit jedem Wert der Stichprobe *B*. Es gibt also $n_1 \cdot n_2$ Vergleiche. Die Nullhypothese *H*(0) besagt, dass es keinen Unterschied zwischen den Verteilungen gibt, d.h. *A* = *B*. Der Test funktioniert einseitig oder zweiseitig. Beim einseitigen Test wird geprüft, ob *A* > *B* bzw. *A* < *B* ist, beim zweiseitigen Test wird geprüft, ob *A* = *B* ist.

7.8.5.7. logistische Regression

Unter **logistischer Regression** versteht man ein Verfahren zur, meist multivariaten, Analyse diskreter (z.B. binärer) abhängiger Variablen. Hierbei hat man Daten $(Y_i, x_i), i = 1, \ldots, n$ gegeben, wobei Y_i einen binären Response bezeichnet, das heißt, Y_i nimmt nur die Werte 0 oder 1 an. Des Weiteren bezeichnet x_i einen bekannten und festen Kovariablenvektor und n die Anzahl der Beobachtungen.

Die Einflüsse auf solche Variablen können nicht mit dem Verfahren der linearen Regressionsanalyse untersucht werden, da wesentliche Anwendungsvoraussetzungen insbesondere in inferenzstatistischer Hinsicht (Normalverteilung der Residuen, Varianzhomogenität) nicht gegeben sind. Ferner kann ein lineares Regressionsmodell bei einer solchen Variablen zu unzulässigen Vorhersagen führen: Wenn man die beiden Ausprägungen der abhängigen Variablen mit 0 und 1 kodiert, so kann man zwar die Vorhersage eines linearen Regressionsmodells als Vorhersage der Wahrscheinlichkeit auffassen, dass die abhängige Variable den Wert 1 annimmt – formal: $P(Y_i = 1)$ –, doch kann es dazu kommen, dass Werte außerhalb dieses Bereichs vorhergesagt werden. Die logistische Regression löst dieses Problem durch eine geeignete Transformation der abhängigen Variablen $P(Y_i = 1)$.

7.8.5.8. Chi-Quadrat-Test

Mit dem χ^2-**Test** (*Chi-Quadrat-Test*) untersucht man Verteilungseigenschaften einer statistischen Grundgesamtheit. Man unterscheidet vor allem die beiden Tests:

4. Verteilungstest oder Anpassungstest: Hier wird geprüft, ob vorliegende Daten einer bestimmten Verteilung entstammen.
5. Unabhängigkeitstest: Hier wird geprüft, ob zwei Merkmale stochastisch unabhängig sind.

In der vorliegenden Arbeit wurde mittels eines Unabhängigkeitstests untersucht, ob die Implantierbarkeit von anatomischen Variablen abhängt. Der Unabhängigkeitstest ist ein Signifikanztest auf Unabhängigkeit in der Kontingenztafel. Man betrachtet zwei statistische Merkmale *x* und *y*, die beliebig skaliert sein können. Man interessiert sich dafür, ob die Merkmale stochastisch unabhängig sind. Es wird die Nullhypothese H_0: **Das Merkmal *x* ist vom Merkmal *y* stochastisch unabhängig** aufgestellt.

7.8.5.9. ROC Analyse

Man ermittelt für jeden möglichen Grenzwert die resultierenden relativen Häufigkeitsverteilungen und errechnet die jeweils zugehörige Sensitivität und Spezifität. In einem Diagramm mit der Ordinate Sensitivität (= relative Häufigkeit aller richtig positiven / *true positive* bzw. "TP" Testergebnisse) und Abszisse 1- Spezifität (= relative Häufigkeit aller falsch positiven bzw. "FP" Testergebnisse) trägt man Wertepaare ein. Es resultiert im günstigen Fall eine gekrümmte, parabelartige Kurve. Das theoretische Optimum des Testgrenzwerts ermittelt man dann aus dem Kontaktpunkt einer 45° ansteigenden Tangente mit der ROC-Kurve, sofern die Achsen einheitlich skaliert wurden. Andernfalls muss der Tangentenanstieg gleich dem Quotienten 100% Sensitivität / |100% Spezifität| sein.

Zeichnet man die Testwerte (beispielsweise in Abhängigkeit von der falsch positiv - Rate) in das gleiche Diagramm, findet sich der Grenzwert als Lot des Kontaktpunktes der Tangente auf die Testwertekurve. Natürlich ist diese grafische Methode ungenau. Aber es gibt auch genauere rechnerische Lösungen, wie zum Beispiel den sog. Youden-Index. Dieser berechnet sich aus Sensitivität(Fraktion%) +Spezifität(Fraktion%) -1. An dem Punkt, an dem der Index maximal (optimalerweise =1) ist, befindet sich der optimale Grenzwert.

8. Ergebnisse

8.1. Vermessen der Humeri

Wie in Kapitel 7.3. beschrieben, wurden die 25 Humeri vermessen um die anatomische Varianz dar zu stellen. Die Ergebnisse der entsprechenden Werte sind in Tabelle 3 dargestellt

Messgröße	siehe	Messwert Sawbone	Mittelwert Kollektiv	Standardabweichung
K_{innen}	7.3.1.	(4,13cm)	4,65cm	0,47
$K_{außen}$	7.3.2.	5,12cm	4,98cm	0,48
C	7.3.3.	5,17cm	4,60cm	0,52
$Bvertikal_{majus}$	7.3.4.	3,37cm	3,73cm	0,40
$Bvertikal_{minus}$	7.3.4.	2,23cm	2,45cm	0,39
$Bhorizontal_{majus}$	7.3.4.	3,25cm	2,94cm	0,31
$Bhorizontal_{minus}$	7.3.4.	1,80cm	1,98cm	0,33
α	7.3.5.	26,15°	19,76°	3,46
D	7.3.6.	(1,02cm)	1,18cm	0,10
$Adirekt_{maj}$	7.3.7.	1,70cm	1,64cm	0,47
$Adirekt_{min}$	7.3.7.	2,21cm	2,01cm	0,32
$Aindirekt_{maj}$	7.3.8.	0,62cm	0,51cm	0,19
$Aindirekt_{min}$	7.3.8.	1,58cm	0,99cm	0,22

Tabelle 3 Vermessung der Präparate

Um zu überprüfen ob die ermittelten Werte normalverteilt sind wurden die in 7.8.1.beschriebenen Tests durchgeführt.

	Kolmogorov-Smirnov[a]			Shapiro-Wilk		
	Statistik	n	Signifikanz	Statistik	n	Signifikanz
$Adirekt_{maj}$	,109	25	,200*	,973	25	,725
$Adirekt_{min}$	,165	25	,078	,954	25	,303
$Aindirekt_{maj}$	,154	25	,131	,957	25	,366
$Aindirekt_{min}$	,227	25	,002	,906	25	,024
$Bhorizontal_{majus}$	,129	25	,200*	,980	25	,887
$Bhorizontal_{minus}$	,202	25	,010	,854	25	,002
$Bvertikal_{majus}$	,164	25	,080	,925	25	,068
$Bvertikal_{minus}$	,101	25	,200*	,956	25	,333
α	,133	25	,200*	,944	25	,183
K_{innen}	,159	25	,104	,949	25	,241
$K_{außen}$	,159	25	,102	,914	25	,038
C	,163	25	,084	,913	25	,035

Tabelle 4 Prüfung auf Normalverteilung des Kollektivs

Es zeigt sich, dass nach Shapiro-Wilk und einem Signifikanzniveau von p< 0,05 die Parameter: $Aindirekt_{min}$, $Bhorizontal_{minus}$, $K_{außen}$ und C normalverteilt sind.

8.2. Korrelation verschiedener Messgrößen im Bereich des Humeruskopfes

zur Evaluation der Repräsentativität der einzelnen Messwerte und deren Stellenwert für die Darstellung des gesamten Humerus wurden Korrelationen der einzelnen Parameter erstellt. Um die Übersicht zu wahren wurden hier nur signifikante Korrelationen, die sich aus den entsprechenden Tests ergaben dargestellt:

- K_{innen}: Für den Innendurchmesser des Kopfes ließen sich signifikante Korrelationen zum direkten Abstand des Nageleintritts zum Tuberculum majus ($Adirekt_{maj}$, Kor=0,53), zu $Adirekt_{min}$ (Kor=0,60) zum Querdurchmesser der beiden Tuberkel ($Bhorizontal_{majus}$, Kor=0,43 $Bhorizontal_{minus}$, Kor=0,49) zum vertikalen Durchmesser des Tuberculum minus und majus ($Bvertikal_{minus}$, Kor=0,57, $Bvertikal_{majus}$, Kor= 0,60), zum Winkel zwischen den Tuberkeln (α, Kor=-0,43) sowie zum Außendurchmesser des Kopfes ($K_{außen}$, Kor=0,99) nachweisen.

- $K_{außen}$: Ähnlich zum Innendurchmesser des Kopfes zeigen sich signifikante Korrelationen zu $Adirekt_{maj}$, Kor=0,55; $Adirekt_{min}$, Kor=0,60; $Bhorizontal_{majus}$,Kor=0,40; $Bhorizontal_{minus}$, Kor=0,53; $Bvertikal_{majus}$, Kor=0,61; $Bvertikal_{minus}$, Kor=0,54 sowie zu α, Kor=-0,42

- C: signifikante Korrelationen bestehen zu $Adirekt_{maj}$, Kor=0,49; $Adirekt_{min}$, Kor=0,45; $Bhorizontal_{minus}$, Kor=0,61; $Bvertikal_{majus}$, Kor=0,55; $Bvertikal_{minus}$, Kor=0,62 sowie zu α, Kor=-0,42

- $Bvertikal_{majus}$: signifikante Korrelationen bestehen zu $Adirekt_{min}$, Kor=0,50 und zu $Bvertikal_{minus}$, Kor=0,40

- $Bvertikal_{minus}$: signifikante Korrelationen bestehen zu $Adirekt_{maj}$, Kor=0,42 und zu $Bvertikal_{majus}$, Kor=0,41

- $Bhorizontal_{majus}$: es bestehen keine signifikanten Korrelationen

- $Bhorizontal_{minus}$: es bestehen keine signifikanten Korrelationen

- α : signifikante Korrelationen bestehen zu $Adirekt_{maj}$, Kor=0,50; $Aindirekt_{min}$, Kor=0,41; $Bvertikal_{minus}$, Kor=-0,42

- $Adirekt_{maj}$: signifikante Korrelationen bestehen zu $Aindirekt_{maj}$, Kor=0,78; $Bvertikal_{minus}$, Kor= 0,43 sowie α, Kor=-0,50

- $Adirekt_{min}$: signifikante Korrelationen bestehen zu $Aindirekt_{min}$, Kor=0,64; $Bvertikal_{majus}$, Kor=0,50;

- $Aindirekt_{maj}$: signifikante Korrelationen bestehen zu $Adirekt_{maj}$, Kor=0,78.

- $Aindirekt_{min}$: signifikante Korrelationen bestehen zu , $Adirekt_{min}$, Kor=0,64 und α, Kor= 0,40

Zusammenfassend lässt sich erkennen, dass vor allem der Durchmesser des Humeruskopfes (K_{innen}, $K_{außen}$) als auch der Durchmesser des Collum anatomicum (C) viele Korrelationen zu anderen Markern aufweisen.

8.3. Repräsentativität des Sawbone Humerus

			Statistik	Standardfehler
$Adirekt_{maj}$	Mittelwert		1,6400	,09626
	95% Konfidenzintervall des Mittelwerts	Untergrenze	1,4413	
		Obergrenze	1,8387	
	Sawbone Messwert		1,7	
$Adirekt_{min}$	Mittelwert		2,0120	,06307
	95% Konfidenzintervall des Mittelwerts	Untergrenze	1,8818	
		Obergrenze	2,1422	
	Sawbone Messwert		2,21	
$Aindirekt_{maj}$	Mittelwert		0,5120	,03972
	95% Konfidenzintervall des Mittelwerts	Untergrenze	0,4300	
		Obergrenze	0,5940	
	Sawbone Messwert		0,62	
$Aindirekt_{min}$	Mittelwert		0,9960	,04881
	95% Konfidenzintervall des Mittelwerts	Untergrenze	0,8953	
		Obergrenze	1,0967	
	Sawbone Messwert		1,58	
$Bhorizontal_{majus}$	Mittelwert		2,9400	,06245
	95% Konfidenzintervall des Mittelwerts	Untergrenze	2,8111	
		Obergrenze	3,0689	
	Sawbone Messwert		3,25	
$Bhorizontal_{min\,us}$	Mittelwert		1,9840	,06945
	95% Konfidenzintervall des Mittelwerts	Untergrenze	1,8407	
		Obergrenze	2,1273	
	Sawbone Messwert		1,8	
$Bvertikal_{majus}$	Mittelwert		3,7360	,08284
	95% Konfidenzintervall des Mittelwerts	Untergrenze	3,5650	
		Obergrenze	3,9070	
	Sawbone Messwert		3,37	
$Bvertikal_{min\,us}$	Mittelwert		2,4640	,08163
	95% Konfidenzintervall des Mittelwerts	Untergrenze	2,2955	
		Obergrenze	2,6325	
	Sawbone Messwert		2,23	
α	Mittelwert		19,3640	,60138
	95% Konfidenzintervall des Mittelwerts	Untergrenze	18,1228	
		Obergrenze	20,6052	
	Sawbone Messwert		26,15	
$K_{außen}$	Mittelwert		4,9880	,09820
	95% Konfidenzintervall des Mittelwerts	Untergrenze	4,7853	
		Obergrenze	5,1907	
	Sawbone Messwert		5,12	
C	Mittelwert		4,6040	,10669
	95% Konfidenzintervall des Mittelwerts	Untergrenze	4,3838	
		Obergrenze	4,8242	

Sawbone Messwert	5,17

Tabelle 5 Repräsentativität des Sawbone-Humerus, rot= Messwert außerhalb des Konfidenzintervalls, grün= Messwert innerhalb des Konfidenzintervalls.

Von den 11 gemessenen Parametern im Bereich des Humeruskopfes liegen 2 Parameter innerhalb des Konfidenzintervall des untersuchten Kollektivs, $Adirekt_{maj}$ und $K_{außen}$. In den restlichen Messungen weist der Sawbone-Kunstknochen abweichende Werte auf. In 6 Fällen zeigten die Messungen Werte die über der Grenze des Konfidenzintervalls liegen, in 3 Fällen liegen die Sawbone Werte unter der Grenze des Konfidenzintervalls. Da der Sawbone Kunstknochen ohne eine repräsentative Kortikalis geliefert wird, ist die Messung des Innendurchmessers des Humeruskopfes als auch der Diaphyse hinfällig.

8.4. Vergleich der Marknägel

Überlagert man die drei Marknägel und vergleicht das Design der Implantate fällt zunächst eine weitgehende Übereinstimmung auf. Bei näherem Betrachten werden jedoch diverse Unterschiede sichtbar. Am Augenfälligsten ist die Krümmung im proximalen Bereich des T2-PHN und des TriGen-PHN. Vermisst man die proximalen Schrauben, so fällt auf, dass die Bohrung für die Schraube, welche am kranialsten in das Tuberculum majus eingebracht wird (A in Abbildung 30), bei allen drei Implantaten 10 mm kaudal der Implantatspitze liegt. Anders liegt der Sachverhalt bei der Bohrung für die Schraube, welche das Tuberculum minus fixiert. Die Bohrung liegt beim Targon-PHN 21mm, beim T2-PHN 21,5mm und beim TriGen-PHN 25mm kaudal der Implantatspitze.

Der Winkel, welche die Schrauben für das Tuberculum minus und die Schraube, welche das Tuberculum majus am weitesten medial fixiert, also die beiden Schrauben, welche dem Sulcus intertubercularis am Nächsten liegen (B in Abbildung 30) beträgt beim Targon-PHN 70°, beim T2-PHN 66° und beim TriGen-PHN 65°.

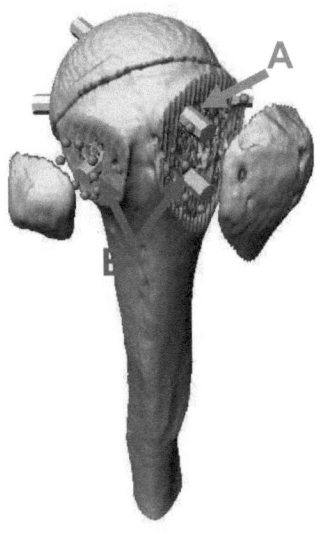

Abbildung 27 Vergleichsmessungen der Marknägel

8.5. Vermessen der Implantation

8.5.1. Vermessung des Nageleintritts

Es zeigten sich analog zu der Nagelmorphologie unterschiedliche Abweichungen vom idealen Nageleintritt. Im Mittel wich der Nageleintritt des Targon-PHN 2,6mm (sd=3,3) in Richtung Tuberculum majus und 1,8mm (sd=2,5) in Richtung Tuberculum minus ab. Der T2-PHN zeigte eine Abweichung von 7,5mm (sd=3,3) zum Tuberculum majus und 1,4mm (sd=2,4). Analog dazu betrug die Abweichung vom TriGen-PHN 6,1mm (sd=2,9) und 1,8mm (sd=2,0).

Tub maj	Targon	T2	TriGen	Tub min	Targon	T2	TriGen
	2	6	5		2	0	0
	3	7	8		4	3	5
	4	10	7		2	0	4
	2	8	6		0	0	2
	2	4	5		0	0	0
	0	7	2		0	-3	2
	0	12	10		0	0	0
	0	0	3		0	5	0
	5	7	2		0	0	2
	0	6	6		0	2	0
	0	9	9		0	0	3
	0	11	6		0	0	0
	6	11	8		3	0	0
	6	11	13		7	6	0
	0	8	6		0	0	0
	10	11	8		6	6	5
	0	8	5		0	3	3
	0	5	3		0	0	3
	0	0	0		6	3	3
	2	11	6		0	0	0
	0	5	6		0	0	0
	9	8	9		5	0	3
	10	11	10		6	6	5
	0	5	4		3	0	0
	3	8	7		0	5	6
mean	2,6	7,5	6,1	mean	1,8	1,4	1,8
sd	3,3	3,3	2,9	sd	2,5	2,4	2,0

Tabelle 6 Abweichung der Nageleintrittspunkte vom Ideal

8.5.2. Messungen am Tuberculum minus

Bei der Vermessung der Schraube für das Tuberculum minus zeigen sich deutliche Präparatabhängige Schwankungen.

Der Abstand zum kaudalen Frakturspalt ist geringer als der Abstand zum kranialen. Dieser Sachverhalt zeigt sich bei den drei Nägeln unterschiedlich stark ausgeprägt. So ist der Abstand nach kaudal beim Targon-PHN 9,8mm (sd=4,1) wohingegen er beim T2-PHN nur noch 6,9mm (sd=4,7) beträgt. Beim TriGen-PHN beträgt der Abstand sogar 4,9 mm (sd=5,4). Die Werte für den Abstand nach kranial verhalten sich entsprechend umgekehrt und nehmen vom Targon-PHN (12,5mm; sd=3,2) über den T2-PHN (15,9mm; sd=3,3) zum TriGen-PHN (17,9mm; sd=3,3) stetig zu.

In horizontaler Richtung zeigt sich, dass der Abstand nach lateral, also in Richtung des Sulcus intertubercularis, geringer ist als der Abstand nach medial, zum Kopf hin. Die implantatbezogenen Unterschiede sind hier nicht so deutlich ausgeprägt wie in der vertikalen Richtung. Der Targon-PHN weist einen mittleren Abstand zum lateralen Frakturspalt von 7,4mm (sd=2,4) auf. Beim T2-PHN beträgt dieser Abstand nur 6,9mm (sd=2,3), die Distanz beim TriGen-PHN beträgt 7,2mm (sd=2,1). Analog dazu ist der Abstand zum medialen Frakturspalt deutlich größer. Die Werte hier liegen beim Targon-PHN bei 10,4mm (sd=2,5) beim T2-PHN bei 10,9mm (sd=3,1) und beim TriGen-PHN bei 10,5mm (sd=3,1) (siehe Tabelle 7)

Abstand mm	kranial Mittel	Sd	kaudal Mittel	Sd	lateral Mittel	Sd	medial Mittel	sd
Targon-PHN	12,5	3,2	9,8	4,1	7,4	2,4	10,4	2,5
T2-PHN	15,9	3,3	6,9	4,7	6,9	2,3	10,9	3,1
TriGen-PHN	17,9	3,3	4,9	5,4	7,2	2,1	10,5	3,1

Tabelle 7 Vermessung der Implantation am Tuberculum minus

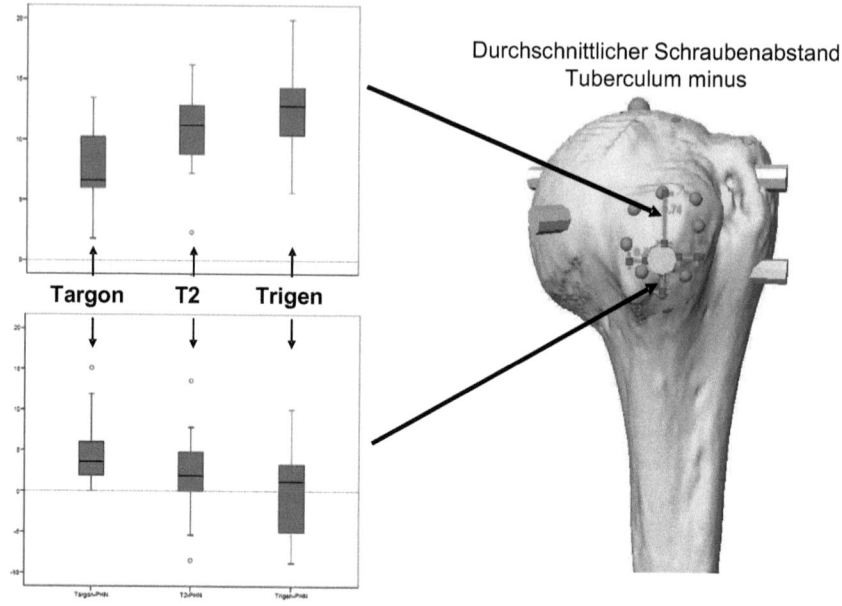

Abbildung 28 Schraubenabstand Tuberculum minus kranial-kaudal

8.5.3. Messungen am Tuberculum majus

Analog zu den Messungen am Tuberculum minus zeigen sich am Tuberculum majus große präparatabhängige Schwankungen. Tendenziell kann man aber, vor allem beim Targon-PHN (8,1mm; sd=3,4) und beim TriGen-PHN (8,9mm; sd=3,5), einen relativ geringen Abstand der kranial eingebrachten Schrauben zum Frakturspalt erkennen. Trotz Unterschieden in der Schraubenanordnung, lässt sich doch für alle drei Nägel erkennen, dass der Abstand nach ventral, also zum Sulcus intertubercularis, gering ist. Für den Targon-PHN beträgt dieser Abstand im Durchschnitt 7,6mm (sd=3,2), für den T2-PHN durchschnittlich 6,0mm (sd=3,7) und für den TriGen-PHN 6,1mm (sd=2,6).

Targon-PHN	Kranial-kranial	Kranial-ventral	Kaudal-ventral	Min-ventral	Kaudal-kaudal
Mittelwert	8,1	8,2	11,7	7,6	8,5
sd	3,4	2,3	5,3	3,2	2,9

Tabelle 8 Vermessung der Implantation am Tuberculum majus – Targon-PHN

T2-PHN	Kranial-kranial	Zentral-ventral	Kaudal-kaudal
Mittelwert	14,4	6,0	3,6
sd	3,5	3,7	5,1

Tabelle 9 Vermessung der Implantation am Tuberculum majus – T2-PHN

TriGen-PHN	Kranial-kranial	Zentral-ventral	Min-ventral	Kaudal-kaudal
Mittelwert	8,9	14,7	6,1	6,1
sd	3,5	3,5	2,6	6,0

Tabelle 10 Vermessung der Implantation am Tuberculum majus – TriGen-PHN

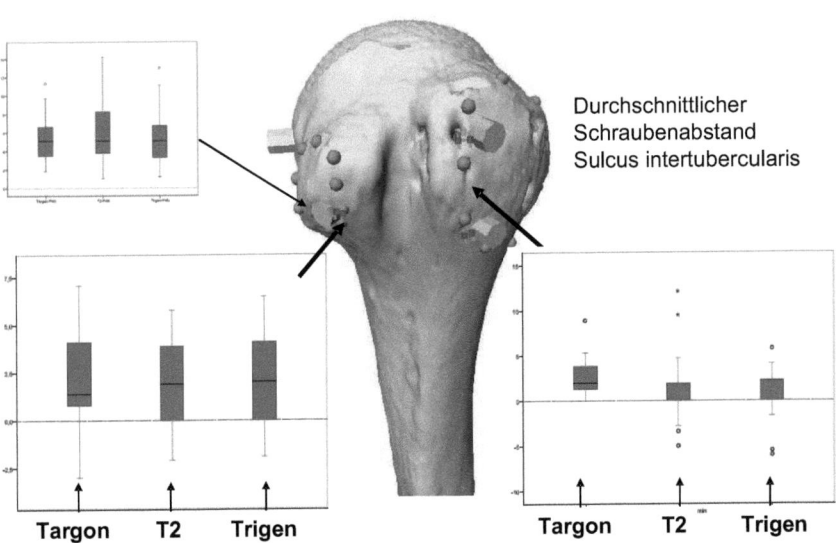

Abbildung 29 Schraubenabstand zum Sulcus intertubercularis

8.6. Reliabilität der Methode

Die Werte der Einzelmessungen korrelieren je nach untersuchtem Präparat zwischen dem Faktor 0,851 und 0,916, der durchschnittliche Korrelationskoeffizient der einzelnen Präparate liegt zwischen 0,945 und 0,970. Somit besteht eine signifikante Korrelation zwischen den einzelnen Messungen

Präparat	Korrelation Einzelne Maße	Durchschnittliche Maße
4	0,916	0,970
7	0,914	0,970
11	0,851	0,945
47	0,911	0,968
83I	0,869	0,952

Tabelle 11 Retest Reliabilität

8.7. Implantierbarkeit

8.7.1. Bewertungsmartix

Wie im Methodikteil beschrieben, wurden die durchgeführten Implantationen nach dem Vermessen in drei verschiedene Kategorien eingeteilt. Insgesamt fielen 54 der 75 Implantationen in die Klasse A, waren also implantierbar, der Sicherheitsabstand von 5mm zum Frakturspalt konnte eingehalten werden. 11 Implantationen waren nur erschwert möglich und fielen somit in die Klasse B. In 10 Fällen waren die Implantationen unmöglich und fielen deshalb in die Klasse C.

Betrachtet man die verschiedenen Implantate getrennt, zeigt der Targon-PHN die meisten Implantationen der Klasse A. 24 der 25 durchgeführten Implantationen fielen in diese Klasse. In einem Fall war die Implantation nur erschwert möglich. Die Implantationen des T2-PHN als auch des TriGen-PHN konnten in je 15 Fällen in die Klasse A eingruppiert werden. Beim T2-PHN fielen 7 Implantationen in die Klasse B und 3 in die Klasse C. Beim TriGen-PHN stellten sich die Verhältnisse umgekehrt dar, 3 Implantationen fielen in die Klasse B und 7 in die Klasse C.

Implantation	Möglich (A)	Erschwert (B)	Unmöglich (C)
Targon-PHN	24	1	0
T2-PHN	15	7	3
TriGen-PHN	15	3	7
Gesamt	54	11	10

Tabelle 12 Bewertungsmatrix

8.7.2. Implantationshindernisse

8.7.2.1. allgemein

Bei der Untersuchung der Klasse B und C Implantationen stellten sich vor allem zwei Probleme dar. Die Schrauben kamen entweder zu tief im Tuberculum minus zu Liegen oder befanden sich zu nahe am Sulcus intertubercularis. Dieser Sachverhalt konnte auch nicht durch ein verbessertes Positionieren der Implantate während der virtuellen Implantation ausgeglichen werden. In allen 21 Fällen der Klasse B oder Klasse C Implantationen, war eines der beiden angesprochenen Hindernisse ursächlich für die Einstufung.

In 6 der 11 Klasse B Implantationen (55%) stellte der Unterrand des Tuberculum minus das Implantationshindernis dar. In 8 Fällen (73%) war ein Abstand von weniger als 5mm zum Sulcus intertubercularis ursächlich für die Einstufung in diese Klasse.

9 der 10 Klasse C Implantationen (90%) waren durch eine Perforation zum Unterrand des Tuberculum minus bedingt. In 3 Fällen (30%) stellte der Sulcus intertubercularis das Problem dar. (siehe Tabelle 13)

8.7.2.2. Implantatbezogen

Untersucht man die Implantationshindernisse der einzelnen Implantate, lässt sich die Klasse B- Implantation des Targon-PHN auf einen zu geringen Abstand zum Sulcus intertubercularis zurückführen. (siehe Tabelle 13)

Der T2-PHN hatte in 6 der 7 Klasse B-Implantationen (86%) Probleme im Bereich des Sulcus intertubercularis. 3 erschwerte Implantationen (43%) waren auf einen zu geringen Abstand im Bereich des Tuberculum minus zurückzuführen. Bei allen 3 Implantationen der Klasse C perforierten die Schrauben den Frakturspalt am Unterrand des Tuberculum minus, in einem Fall war zusätzlich der Sulcus intertubercularis betroffen. (siehe Tabelle 13)

Der TriGen-PHN zeigte bei allen Implantationen der Klasse B einen zu geringen Abstand der Schrauben zum Tuberculum minus, in einem Fall zusätzlich zum Sulcus intertubercularis. Die 7 unmöglichen Implantationen der Klasse C waren in 6 Fällen (86%) durch ein Überragen der Schrauben unter das Tuberculum minus und in 2 Fällen (29%) durch eine Lage der Schrauben jenseits des Sulcus intertubercularis bedingt. (siehe Tabelle 13).

	Targon	%	T2	%	TriGen	%	gesamt	%
Klasse B	1	4	7	28	3	12	11	15
Tuberculum minus	0	0	3	43	3	100	6	55
Sulcus intertubercularis	1	100	6	86	1	33	8	73
Klasse C	0	0	3	12	7	28	10	13
Tuberculum minus	0	0	3	100	6	86	9	90
Sulcus intertubercularis	0	0	1	33	2	29	3	30

Tabelle 13 Implantationshindernisse aufgeteilt nach Implantaten

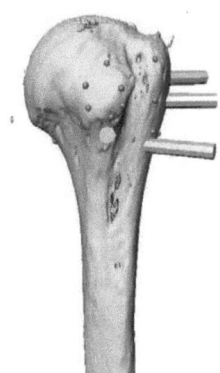

Abbildung 30 zu tiefe Implantation, hier T2-PHN

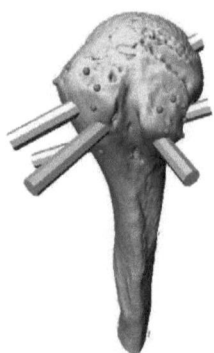

Abbildung 31 Sulcus intertubercularis betroffen, hier T2-PHN

8.8. Implantierbarkeit in Abhängigkeit vom Collum anatomicum

In der statistischen Analyse zeigte sich ein signifikanter Zusammenhang zwischen dem Durchmesser des Collum anatomicum und der Implantierbarkeit der Marknägel ($p<0,05$). Je größer der Humeruskopf desto wahrscheinlicher ist eine Implantation der Klasse A. Dieser Zusammenhang wurde in Abbildung 24 dargestellt. Die Kreise stellen jeweils erfolgreiche, bzw. misslungene Implantationen dar (1,00, bzw. 0,00 auf der y-Achse), auf der x-Achse kann der zugehörige Durchmesser des Humeruskopfes abgelesen werden. Die beiden Kurven beschreiben die vorhergesagte Wahrscheinlichkeit für das Gelingen einer Implantation in Abhängigkeit vom Durchmesser des Collum anatomicum. Die grüne Kurve repräsentiert den T2-PHN, wohingegen die blaue Kurve den TriGen-PHN darstellt. Durch statistische Analysen (siehe 7.8.) konnte für das vorliegende Kollektiv gezeigt werden, dass mit einer Sensitivität von 100% und einer Spezifität von 80% eine Implantation möglich ist, sofern der Durchmesser des Collum anatomicum 42,2mm oder mehr beträgt. Für den Targon-PHN war eine entsprechende statistische Auswertung nicht möglich, da 24 der vorliegenden Implantationen durchführbar waren.

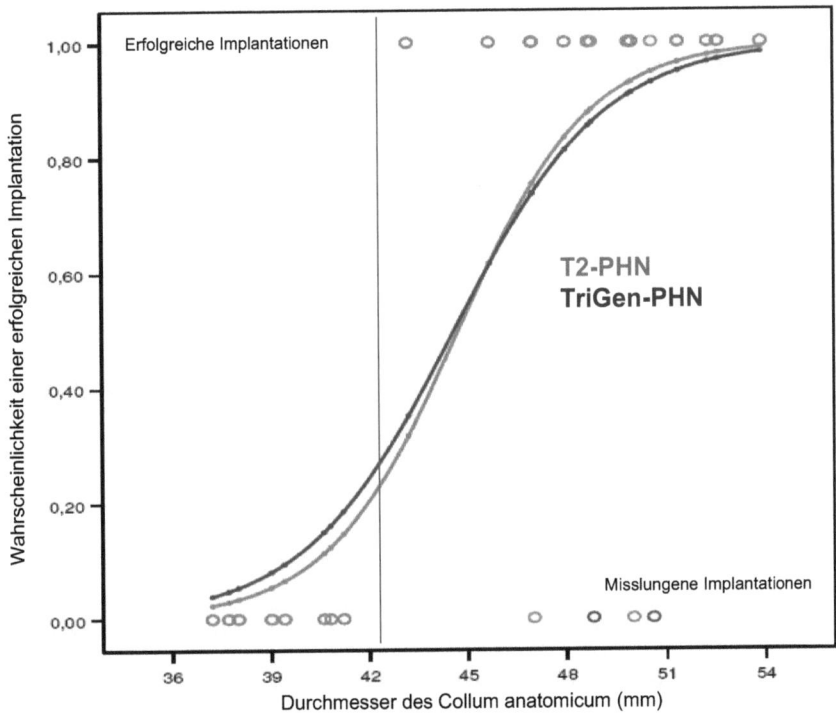

Abbildung 32 Wahrscheinlichkeit einer gelungenen Implantation in Abhängigkeit vom Durchmesser des Collum anatomicum

9. Diskussion

In der aktuellen Literatur zeigen sich gute Ergebnisse für die Versorgung proximaler Humerusfrakturen mittels Marknagelung (1 S.119; 2 S.192; 28 S.367; 30 S.376; 45 S.10). Gerade die neueste Generation der Marknägel zeigt Verbesserungen gegenüber den alten Modellen. Trotz Einführung der Winkelstabilität und trotz verbesserter Ausrichtung der proximalen Verriegelungsschrauben verbleiben weiterhin Probleme, besonders bei der Fragmentfixation, als auch bei der postoperativen Stabilität (1 S.119; 2 S.192; 28 S.367; 32 S.142). So bleibt die Indikation für Marknägel im klinischen Alltag weitgehend auf die Versorgung subkapitaler Humeruskopffrakturen beschränkt, aus Angst vor Komplikationen. Die vorliegende Studie wurde durchgeführt um anhand einer neuen Methode, welche die Implantationsmorphologie untersucht, spezielle Probleme der Marknägel, zur Versorgung proximaler Humerusfrakturen, darzustellen.

9.1 Klassifikation

Die Verwendung einer, in der Literatur weitgehend anerkannten, Klassifikation für Humeruskopffrakturen, erleichtert die klinische Arbeit (28 S.364; 32 S.136). Proximale Humerusfrakturen werden durch verschiedene Autoren eingeteilt, dennoch ist es bislang nicht gelungen, eine weitgehend anerkannte und zufrieden stellende Klassifikation zu etablieren.

9.1.1. Beurteilung der AO- und Neer-Klassifikation

Beide Klassifikationen haben eine niedrige Reproduzierbarkeit (41 S.1748; 42 S.1753) sowohl zwischen Untersuchern als auch innerhalb der gleichen Untersucher. Bei der Klassifikation nach Neer lässt die Einschätzung, ab wann eine Fragment als verschoben gilt (45° bzw. 1cm), zu viele Fragen offen (42 S.1753) . Nach einer epidemiologischen Studie von Court-Brown (7 S.366) fallen etwa 50 % aller Frakturen in die Kategorie „minimal displaced" und entziehen sich damit einer weiteren morphologischen Beurteilung. Weitere 28% fallen in die Kategorie der Zweifragmentfrakturen, und 9% in die Kategorie der Dreifragmentfrakturen. Somit sind 86 % aller Frakturen in 3 Gruppen verteilt. Trotzdem liegt die Reproduzierbarkeit unter 50% (41 S.1748; 42 S.1753). Fraglich ist, ob die Kriterien für „minimal displaced" und „displaced" in dieser Größenordnung heute noch Gültigkeit haben (4 S.1059). Zudem macht es einen großen Unterschied, ob eine Verschiebung von 1cm im subkapitalen Bereich oder zwischen Tuberculum majus und artikulärem Segment vorliegt. Des Weiteren ist eine wesentliche Gruppe, nämlich jene der valgisch impaktierten Frakturen (21 S.295) nicht zuordenbar. In der AO Klassifikation sind sie als C-Frakturen enthalten. Die AO Klassifikation weist mit 27 Möglichkeiten der Zuordnung ein wesentlich größeres Spektrum auf, hat aber den Nachteil, dass eine spontane Zuordnung ohne schriftliche Unterlagen kaum möglich ist. Die mangelnde Vertrautheit mit allen 27 Möglichkeiten ist der eigentliche Grund der niedrigen Reproduzierbarkeit (42 S.1748). Zudem bezieht sich die Beurteilung nur auf eine Ebene. Viele der so genannten eingestauchten Frakturen (A2.2 und A2.3 Frakturen) würden sich in der zweiten Ebene als antekurvierte Fehlstellungen mit nach hinten offenem Winkel herausstellen. Durch Überlappung der Frakturenden erwecken sie in der ap- Aufnahme den Eindruck einer Einstauchung.

9.1.2 verwendete Klassifikation

Für die Zwecke dieser Studie war es wichtig, die Morphologie der Fraktur genauer zu untersuchen. Um reproduzierbare virtuelle Frakturen zu erzeugen, war es nötig, sich ein genaues Bild von der Morphologie der einzelnen Fragmente zu bilden. Hierfür bot die

Codman Klassifikation (32 S.136), auf welche wiederum die Einteilung nach Neer (34 S.1079) aufbaut, die besten Voraussetzungen. Ausgegangen wurde von 4 bzw. 5 Fragmenten. Dem Tuberculum minus, dem Tuberculum majus, der Diaphyse, sowie dem Kopf, mit einem Frakturspalt entweder am Collum chirurgicum, oder am Collum anatomicum. Aufgrund der Seltenheit von Frakturen des Collum anatomicum (7 S.365) und der Indikation zur prothetischen Versorgung einer solchen Fraktur (9 S.1493; 37 S.609) (siehe 5.6.3.) wurde in der vorliegenden Arbeit die Fraktur des Kopfes am Collum chirurgicum gesetzt, wodurch 4 Fragmente entstanden. Um neuen Erkenntnissen bei der Fraktur des Humeruskopfes nachzukommen wurde die Codman Klassifikation an zwei Stellen nach Resch modifiziert (37 S.607). Die Fraktur zwischen den Tubercula verläuft nicht im Sulcus intertubercularis sondern etwa 7mm lateral davon. Medialseitig verläuft die Fraktur nur selten am Knorpelrand, sondern im Durchschnitt 8mm (4-10mm) davon entfernt, was wichtig für die Blutversorgung ist (siehe 5.5.3.2.).

9.2. verwendetes Präparatkollektiv

Das verwendete Kollektiv, bestehend aus 25 Humeri stellt sich, soweit bei der relativ geringen Anzahl an Präparaten beurteilbar, als normalverteilt dar (siehe 8.1.). Der Durchmesser des Collum anatomicum beträgt im Mittel 4,6cm. Eine forensische Studie von Mall et al, bei der 143 Humeri vermessen wurden, gelangt zu einem Mittelwert von 4,67cm, bei einer Standardabweichung von 0,25. Somit stellt das untersuchte Kollektiv einen repräsentativen Ausschnitt aus der europäischen Bevölkerung dar. Dennoch liegen innerhalb des Kollektivs auch extreme Humeri, sowohl sehr große, als auch sehr kleine vor, was die Aussage über die Implantierbarkeit der Marknägel weiter erhöht. Bei der Vermessung verschiedener Landmarks am Humeruskopf zeigen sich zwischen einigen Größen Korrelationen. So sind die Abstände vom kranialen Rand des Nagels zum Oberrand des Tuberculum majus ($Adirekt_{maj}$) bzw. Tuberculum minus ($Adirekt_{min}$), abhängig vom Durchmesser des Collum anatomicum. Diese Abstände sind für die Implantation der Marknägel von besonderer Bedeutung. Da das Collum anatomicum auf ap-Röntgenaufnahmen ein leicht zu evaluierender Parameter ist, wurde diese Größe als Referenz für die Humerusgröße verwendet.

9.3. Repräsentativität des Sawbone Humerus

Der Sawbone Humerus erscheint bei dem Vergleich mit dem Kollektiv relativ groß. Vergleicht man die gemessenen Variablen mit denen des Referenzkollektivs, so liegen nur $Adirekt_{maj}$ und $K_{außen}$ innerhalb des Konfidenzintervalls. Die restlichen Werte weisen signifikante Unterschiede auf. Aufgrund des relativ kleinen untersuchten Kollektivs bleibt zu bedenken, dass das Konfidenzintervall bei entsprechend größeren Kollektiven sicherlich noch kleiner ausfallen würde, was den Sawbone Knochen noch weiter von einem realistischen Abbild eines Humerusknochens entferne. Diese Tatsache gilt es zu beachten, wenn man den Sawbone Knochen für Untersuchungen bezüglich der Implantierbarkeit neuer Implantate heranzieht. Eine suffiziente Fixierung der Fragmente gelingt bei großen Präparaten deutlich leichter als bei kleinen, spiegelt aber im Falle des Sawbone Humerus nicht die Realität wider.

9.4. Vergleich der Marknägel

Der augenscheinlichste Unterschied der Marknägel besteht in der Krümmung des T2-PHN und TriGen-PHN, welcher im Gegensatz zum geraden Design des Targon-PHN steht. Dadurch, dass die gebogenen Marknägel sowohl für eine Implantation bei zentralen Eintritt, also bei einem Eintrittspunkt am kranialsten Punkt der Kalotte, als auch bei lateralem Eintritt, also leicht medial des Tuberculum majus, vorgesehen sind, wurden die Bohrungen für die proximalen Verriegelungsschrauben bei allen drei Marknägeln in etwa auf der selben Höhe eingebracht. Da jedoch der Nagel bei einer lateralen Implantation aufgrund der Anatomie deutlich kaudaler zu Liegen kommt, werden die proximalen Verriegelungsschrauben zu tief eingeführt, was zu einer insuffizienten Fixierung der Fragmente, als auch zu einer Penetration der Schrauben in relevante anatomische Strukturen führen kann. Aus diesem Grund wurde nach den ersten Implantationsversuchen im Modell nur der zentrale Eintrittspunkt berücksichtigt. Da der TriGen-PHN obendrein die Bohrungen für die proximalen Verriegelungsschrauben, im Vergleich zu den anderen beiden Nägeln weiter distal besitzt, ist bei Kenntnis der ohnehin bestehenden Problematik des zu tiefen Eindringens der proximalen Verriegelungsschrauben von vornherein von schlechteren Ergebnissen dieses Nagels auszugehen.

9.5. Vermessen des Nageleintritts

Durch den virtuellen Ansatz der Studie kann der Nageleintritt nachträglich noch verändert werden um die Implantation zu optimieren. Hierbei fällt auf, dass der ideale Nageleintritt nicht an der von den Herstellern beschriebenen Stelle liegt sondern einige Millimeter in Richtung Tuberculum majus und einige Millimeter in Richtung Tuberculum minus versetzt.

9.6. Implantierbarkeit in Abhängigkeit der Fragmentzahl

Die gefundenen Resultate stimmen gut mit den Ergebnissen der aktuellen Literatur überein (30 S.375; 32 S.145). Durch die Verwendung des virtuellen Modells war es möglich, die drei untersuchten Marknägel an jeweils demselben Humerus, unter Verwendung der entsprechend gleichen Fraktur, zu untersuchen. So konnten die Nägel direkt miteinander verglichen werden, was die individuellen Stärken und Schwächen der einzelnen Implantate deutlich zur Schau stellte (siehe 8.4.). Des Weiteren bot sich uns die Möglichkeit die verschiedenen Schweregrade einer Humeruskopffraktur am gleichen Humerusmodell zu untersuchen. Die Lage der Marknägel als auch der Verriegelungsschrauben wurde auf diese Weise für Zwei-, Drei- und Vierfragmentfrakturen untersucht.

9.6.1. Zweifragmentfrakturen

28% aller Frakturen des proximalen Humerus betreffen singulär das Collum chirurgicum (7 S.365). In der klinischen Routine werden diese Frakturen häufig mit Marknägeln versorgt. Die Implantation kann minimalinvasiv durchgeführt werden, ohne die Durchblutung des Humeruskopfes zusätzlich zu gefährden und ohne der Rotatorenmanschette großen Schaden zuzufügen. Klinische Studien die die Marknagelung dieser Fraktur untersuchten zeigten zufrieden stellende Ergebnisse (48 S.473). In der vorliegenden Arbeit wurde untersucht, ob der Schaft des Nagels im Markraum zu Liegen kommt und gleichzeitig die proximalen Verriegelungsschrauben in sicherem Abstand zu anatomisch wichtigen Strukturen, wie dem Sulcus intertubercularis, eingebracht werden. Alle drei untersuchten Marknägel erfüllten diese Voraussetzungen in den vorliegenden Humeri. Anhand der durchgeführten Tests stellen Frakturen im Bereich des Collum chirurgicum eine sinnvolle Indikation zur Marknagelung dar.

In 9% aller Humeruskopffrakturen kommt es zu einem Abriss des Tuberculum majus. Häufig tritt hierbei auch eine Dislokation des Fragments nach anterior-inferior auf. Bei der Versorgung dieser Frakturen zeigten die Marknägel ebenfalls zufrieden stellende Ergebnisse, dennoch besteht die Möglichkeit einer Perforation des Sulcus intertubercularis durch dessen relative Nähe zur Schraube für das Tuberculum minus.

Weitere Zweifragmentfrakturen treten relativ selten auf. Nach Court Brown (7 S.365) betreffen nur 0,3% der Frakturen des proximalen Humerus singulär das Collum anatomicum. Diese sollten jedoch, aufgrund der Gefahr einer Humeruskopfnekrose bereits primär mit einer Hemiprothese versorgt werden. In 0,2% kommt es bei Luxationen des Humeruskopfes nach posterior zu Abrissen des Tuberculum minus. Dieses kann mit Marknägeln versorgt werden, jedoch muss hier die Gefahr des zu tiefen Einbringens und die mögliche Perforationsgefahr in den Sulcus intertubercularis beachtet werden.

.

9.6.2. Dreifragmentfrakturen

Dreifragmentfrakturen, die neben einer Fraktur im Bereich des Collum anatomicum einen Abriss des Tuberculum majus aufweisen, machen 9% aller Frakturen im Bereich des

Humeruskopfes aus (7 S.365). In der Literatur zeigen die Marknägel für diese Indikation gute Ergebnisse, das funktionelle Outcome ist zufrieden stellend (30 S.375; 32 S.145). Bei der Untersuchung der Marknägel im virtuellen Versuch lassen sich diese Ergebnisse gut nachvollziehen. Eine Osteosynthese ist bei allen Implantaten möglich, doch die Gefahr einer Perforation des Sulcus intertubercularis durch die proximalen Verriegelungsschrauben ist durchaus gegeben. Durch die Fraktur im Bereich des Tuberculum majus müssen, die zur Refixierung nötigen Verriegelungsschrauben, mit einem Sicherheitsabstand von 5mm (47 S.92) zum Frakturspalt eingebracht werden (siehe 7.7.). Dies wiederum reglementiert die Positionierung der für die Rotationsstabilität wichtigen Tuberculum minus Schraube. In einigen Fällen kommt diese zu weit dorsal zu Liegen, in gefährlicher Nähe zum Sulcus intertubercularis und der darin verlaufenden langen Bizepssehne.

Dreifragmentfrakturen, die neben einer Fraktur entlang des Collum anatomicum einen Abriss des Tuberculum minus zeigen treten mit 0,3% relativ selten auf. Luxationsfrakturen nach anterior mit zusätzlichem Abriss des Tuberculum majus treten in 0,1% aller Humeruskopffrakturen auf, Luxationsfrakturen nach posterior mit einem Abriss des Tuberculum minus treten ebenfalls in 0,1% der Fälle auf.

9.6.3. Vierfragmentfrakturen

Klinische Studien zeigen häufig Komplikationen bei der Versorgung von Vierfragmentfrakturen. Dennoch gibt es auch Autoren, die eine Versorgung mit Marknägeln für gerechtfertigt halten und gute Ergebnisse erzielen (32 S.145). Bei der Simulation von Vierfragmentfrakturen konnten viele gute Resultate erzielt werden, dennoch zeigten sich die Reglementierungen der Marknagelung bei Humeruskopffrakturen. In Abhängigkeit vom Implantat und des Patienten war es nicht immer möglich alle Fragmente mit den proximaler Verriegelungsschrauben zu erfassen. Die Qualität der Fragmentfixation war stark abhängig von der Anatomie des Humeruskopfes und des Implantatdesigns. Die besten Ergebnisse bei der Versorgung von Vierfragmentfrakturen zeigte der Targon-PHN, 24 Implantationen waren möglich, 1 erschwert. Deutliche schlechtere Ergebnisse wiesen der T2-PHN und der TriGen-PHN auf, bei denen jeweils 15 Osteosynthesen möglich waren (siehe 8.7.1.)

9.7. Implantationshindernisse und Optimierungsmöglichkeiten

Eine Fixation wird als sicher beschrieben, wenn der Abstand des Implantats zum Frakturspalt 5mm oder mehr (siehe 7.7.) beträgt (47 S.92). Kann dieser Abstand nicht eingehalten werden, ist die Gefahr des Ausbrechens erhöht. In unserem Experiment lagen beim Targon-PHN die Verriegelungsschrauben meist innerhalb der Fragmente. Dennoch zeigten sich auch hier Schwachstellen bei der Fixierung des Tuberculum minus, welches oftmals an einer zu inferioren Position fixiert wurde. Noch deutlicher zeigte sich dieses Problem beim T2-PHN und beim TriGen-PHN. Liegt also ein Abriss des Tuberculum minus vor, wäre eine Fixierung durch einen dieser Marknägel mit Schwierigkeiten verbunden, eventuell sogar unmöglich. Interessanterweise lagen die Schrauben in allen Fällen unterhalb des Fragments, eine Fixierung weiter kranial würde also die Rate erfolgreicher Repositionen deutlich erhöhen.

Ein weiteres Problem bei der Osteosynthese stellte die bereits erwähnte Nähe zum Sulcus intertubercularis dar. Oftmals war es nicht möglich die Schrauben zentral, sowohl in das Tuberculum minus, als auch in das Tuberculum majus einzubringen. Der Winkel, den diese beiden Verriegelungsschrauben einschließen (siehe 8.4.), war in vielen Fällen zu klein. Auf diese Weise kam es relativ häufig zu einem Überragen der Schrauben in den Sulcus intertubercularis. Der Targon-PHN zeigte nur die Tendenz in diese Richtung, der Abstand zum Sulcus war immer groß genug, doch auch hier war die räumliche Nähe deutlich zu erkennen. Ausgeprägter war dies beim T2-PHN und der TriGen-PHN zu erkennen, hier kam es in einigen Fällen sogar zu einer unmöglichen Implantation aufgrund einer Perforation der Schrauben in den Sulcus. Eine Möglichkeit dies zu verbessern wäre, den Winkel, in dem die entsprechenden Verriegelungsschrauben eingebracht werden zu vergrößern, da der Abstand innerhalb der Tuberkel zum gegenüberliegenden Rand des Sulcus intertubercularis noch ausreichend Platz bietet.

Anhand der gewonnenen Daten wäre es nun möglich die Marknägel zu optimieren um eine bessere und sicherere Anwendung zu ermöglichen. Durch eine Umverlegung des Loches für die Schraube, welche das Tuberculum minus fixiert, weiter nach kranial, könnte eine bessere Fixierung ermöglicht werden. Eine weitere Optimierungsmöglichkeit wäre es, den Winkel zwischen den Schraubenlöchern, welche die Schrauben für das Tuberculum minus und die Schraube für den medialen Rand des Tuberculum majus beherbergen, zu vergrößern. Dadurch würde der Sulcus intertubercularis eher geschont. Die weit verbreitete Angst, bei der Versorgung proximaler Humerusfrakturen den Sulcus zu perforieren, könnte reduziert werden. Diese Veränderung würde auch die Indikation für Dreifragmentfrakturen erweitern, da das größte Gefährdungspotential abgewendet werden könnte.

9.8. Vorteile des virtuellen Ansatzes

Die in dieser Studie erhobenen Daten lassen sich auch auf klinische Verhältnisse übertragen. Die Validität der Methodik konnte unter anderem durch die Übereinstimmung mit Daten aus klinischen Untersuchungen bestätigt werden. Durch die Verwendung eines virtuellen Systems, war es möglich, Messungen an den Humerusknochen vor zu nehmen, die in einem realen Setting mit der Zerstörung der Präparate einhergegangen wären. Die verschiedenen Messungen der Humerusgröße konnten zu Messwerten der Implantation in Korrelation gesetzt werden. Ein weiterer Vorteil der Messung im virtuellen Raum war es, an einem Humerus, eine einheitliche Fraktur zu setzen und an dieser Fraktur die Implantation durchzuführen. Dies ermöglichte einen direkten Vergleich der einzelnen Marknägel. Im Gegensatz zu klinischen Studien konnte ein Humerus frakturiert, alle drei Marknägel in diesen implantiert und die Position der Schrauben evaluiert werden. In zukünftigen Studien sollte die Frage behandelt werden, ob diese Daten auch für Patienten mit komplexen Humeruskopffrakturen erhoben werden können.

9.9. Feststellung der Implantierbarkeit

Setzt man den Durchmesser des Collum anatomicum, der in forensischen Studien als Referenzgröße für den gesamten Humerus herangezogen wird, in Korrelation mit der Implantierbarkeit, lässt sich ein deutlicher Zusammenhang darstellen ($p<0,05$). Durch weitere statistische Analysen (siehe 7.8.) konnte gezeigt werden, dass der T2-PHN und der TriGen-PHN ab einem Durchmesser des Collum anatomicum von 42,2mm sicher implantiert werden können (siehe 8.8.). Da dieser Durchmesser auch auf standardmäßig angefertigten ap-Röntgenbildern abzulesen ist, kann die Implantierbarkeit der Marknägel bereits präoperativ abgeschätzt werden. In zukünftigen pro- oder retrospektiven Studien kann untersucht werden, ob diese Daten auf die klinische Routine übertragbar sind.

9.10. Übertragbarkeit auf andere Studientypen

Die hier vorgestellte Methode lässt sich auf beliebig viele andere Indikationen übertragen und bleibt nicht auf die Marknagelung proximaler Humerusfrakturen beschränkt. Liegt ein entsprechend großes Kollektiv vor, welches in etwa dem der Normalbevölkerung entspricht, können mit dem Computerprogramm Amira virtuelle Frakturen erzeugt werden und mit virtualisierten Implantaten versorgt werden. Auf diese Weise könnten neue und bereits auf dem Markt befindliche Implantate getestet werden. Mehrfachtestungen und verschiedene Implantationsversuche sind an ein und demselben Präparat möglich. Vor- und Nachteile verschiedener Implantationswege werden sofort ersichtlich. Kleine Veränderungen am Design des entsprechenden Implantats können sofort visualisiert und objektiviert werden.

Studien mit den Daten echter Patienten würden einen Vergleich mit neu entwickelten Implantaten und klinisch verwendetem Material ermöglichen.

In den klinischen Alltag übertragen, bestünde mit dem Computerprogramm Amira die Möglichkeit, bereits präoperativ die Lage des Implantats abzuschätzen. Anhand vorliegender CT-Daten könnten Frakturen dreidimensional dargestellt werden und mit dem geplanten Implantat versorgt werden. Intraoperative Probleme könnten bereits im Voraus aufgedeckt werden, was die Operation vorhersehbarer machte.

10. Literaturverzeichnis

1. Adedapo,A.O. and Ikpeme,J.O. (2001): The results of internal fixation of three- and four-part proximal humeral fractures with the Polarus nail. *Injury*, 32:115-121.
2. Agel,J., Jones,C.B., Sanzone,A.G., Camuso,M., and Henley,M.B. (2004): Treatment of proximal humeral fractures with Polarus nail fixation. *J.Shoulder.Elbow.Surg.*, 13:191-195.
3. Benninghof and Drenckhahn, D. makroskopische Anatomie. 16. Auflage, Urban& Schwarzenberg München 2003.
4. Bono,C.M., Renard,R., Levine,R.G., and Levy,A.S. (2001): Effect of displacement of fractures of the greater tuberosity on the mechanics of the shoulder. *J.Bone Joint Surg.Br.*, 83:1056-1062.
5. Bosch,U., Skutek,M., Fremerey,R.W., and Tscherne,H. (1998): Outcome after primary and secondary hemiarthroplasty in elderly patients with fractures of the proximal humerus. *J.Shoulder.Elbow.Surg.*, 7:479-484.
6. Court-Brown CM and Caesar,B. (2006): Epidemiology of adult fractures: A review. *Injury*, 37:691-697.
7. Court-Brown CM, Garg,A., and McQueen,M.M. (2001): The epidemiology of proximal humeral fractures. *Acta Orthop.Scand.*, 72:365-371.
8. Gaebler,C., McQueen,M.M., and Court-Brown CM (2003): Minimally displaced proximal humeral fractures: epidemiology and outcome in 507 cases. *Acta Orthop.Scand.*, 74:580-585.
9. Gerber,C., Schneeberger,A.G., and Vinh,T.S. (1990): The arterial vascularization of the humeral head. An anatomical study. *J.Bone Joint Surg.Am.*, 72:1486-1494.
10. Gerber,C., Werner,C.M., and Vienne,P. (2004): Internal fixation of complex fractures of the proximal humerus. *J.Bone Joint Surg.Br.*, 86:848-855.
11. Goldman,R.T., Koval,K.J., Cuomo,F., Gallagher,M.A., and Zuckerman,J.D. (1995): Functional outcome after humeral head replacement for acute three- and four-part proximal humeral fractures. *J.Shoulder.Elbow.Surg.*, 4:81-86.
12. Habermeyer,P. (1997): [Fracture of the head of the humerus]. *Unfallchirurg*, 100:820-837.
13. Hall M and Rosser M. The structure of the upper end of the humerus with reference to osteoporotic changes in senescence leading to fractures. 290. 9-2-1963.
14. Helmy,N. and Hintermann,B. (2006): New trends in the treatment of proximal humerus fractures. *Clin.Orthop.Relat Res.*, 442:100-108.
15. Hepp,P., Lill,H., Bail,H., Korner,J., Niederhagen,M., Haas,N.P., Josten,C., and Duda,G.N. (2003): Where should implants be anchored in the humeral head? *Clin.Orthop.Relat Res.*, 139-147.
16. Hertel,R. (2005): Fractures of the proximal humerus in osteoporotic bone. *Osteoporos.Int.*, 16 Suppl 2:S65-S72
17. Hertel,R., Hempfing,A., Stiehler,M., and Leunig,M. (2004): Predictors of humeral head ischemia after intracapsular fracture of the proximal humerus. *J.Shoulder.Elbow.Surg.*, 13:427-433.

18. Hessmann,M., Baumgaertel,F., Gehling,H., Klingelhoeffer,I., and Gotzen,L. (1999): Plate fixation of proximal humeral fractures with indirect reduction: surgical technique and results utilizing three shoulder scores. *Injury*, 30:453-462.
19. Hessmann,M.H. and Rommens,P.M. (2001): [Osteosynthesis techniques in proximal humeral fractures]. *Chirurg*, 72:1235-1245.
20. Itoi,E., Newman,S.R., Kuechle,D.K., Morrey,B.F., and An,K.N. (1994): Dynamic anterior stabilisers of the shoulder with the arm in abduction. *J.Bone Joint Surg.Br.*, 76:834-836.
21. Jakob,R.P., Miniaci,A., Anson,P.S., Jaberg,H., Osterwalder,A., and Ganz,R. (1991): Four-part valgus impacted fractures of the proximal humerus. *J.Bone Joint Surg.Br.*, 73:295-298.
22. Kahle W. Taschenatlas der Anatomie – Nervensystem und Sinnesorgane. 8. Auflage Georg Thieme Verlag Stuttgart. 2002.
23. Kuechle,D.K., Newman,S.R., Itoi,E., Morrey,B.F., and An,K.N. (1997): Shoulder muscle moment arms during horizontal flexion and elevation. *J.Shoulder.Elbow.Surg.*, 6:429-439.
24. Kuner,E.H. and Siebler,G. (1987): [Dislocation fractures of the proximal humerus-- results following surgical treatment. A follow-up study of 167 cases]. *Unfallchirurgie*, 13:64-71.
25. Laing,P.G. (1956): The arterial supply of the adult humerus. *J.Bone Joint Surg.Am.*, 38-A:1105-1116.
26. Liew,A.S., Johnson,J.A., Patterson,S.D., King,G.J., and Chess,D.G. (2000): Effect of screw placement on fixation in the humeral head. *J.Shoulder.Elbow.Surg.*, 9:423-426.
27. Lill,H., Hepp,P., Rose,T., Konig,K., and Josten,C. (2004): [The angle stable locking-proximal-humerus-plate (LPHP) for proximal humeral fractures using a small anterior-lateral-deltoid-splitting-approach - technique and first results]. *Zentralbl.Chir*, 129:43-48.
28. Lin,J. (2006): Effectiveness of locked nailing for displaced three-part proximal humeral fractures. *J.Trauma*, 61:363-374.
29. Mall,G., Hubig,M., Buttner,A., Kuznik,J., Penning,R., and Graw,M. (2001): Sex determination and estimation of stature from the long bones of the arm. *Forensic Sci.Int.*, 117:23-30.
30. Mathews,J. and Lobenhoffer,P. (2004): [Results of the provision of unstable proximal humeral fractures in geriatric patients with a new angle stabilizing antegrade nail system]. *Unfallchirurg*, 107:372-380.
31. Menck,J., Dobler,A., and Dohler,J.R. (1997): [Vascularization of the humerus]. *Langenbecks Arch.Chir*, 382:123-127.
32. Mittlmeier,T.W., Stedtfeld,H.W., Ewert,A., Beck,M., Frosch,B., and Gradl,G. (2003): Stabilization of proximal humeral fractures with an angular and sliding stable antegrade locking nail (Targon PH). *J.Bone Joint Surg.Am.*, 85-A Suppl 4:136-146.
33. Müller ME, Nazarian S, Koch P, and Schtzker J. The comprehensive classification of fractures of long bones. 1990.
34. Neer,C.S. (1970): Displaced proximal humeral fractures. I. Classification and evaluation. *J.Bone Joint Surg.Am.*, 52:1077-1089.

35. Park,M.C., Murthi,A.M., Roth,N.S., Blaine,T.A., Levine,W.N., and Bigliani,L.U. (2003): Two-part and three-part fractures of the proximal humerus treated with suture fixation. *J.Orthop.Trauma*, 17:319-325.
36. Platzer W. Taschenatlas der Anatomie – Bd 1 Bewegungsapparat 7. Auflage Georg-Thieme Verlag Stuttgart. 1999.
37. Resch,H. (2003): [Fractures of the humeral head]. *Unfallchirurg*, 106:602-617.
38. Resch,H., Beck,E., and Bayley,I. (1995): Reconstruction of the valgus-impacted humeral head fracture. *J.Shoulder.Elbow.Surg.*, 4:73-80.
39. Robinson,C.M. and Page,R.S. (2003): Severely impacted valgus proximal humeral fractures. Results of operative treatment. *J.Bone Joint Surg.Am.*, 85-A:1647-1655.
40. Rommens,P.M., Blum,J., and Runkel,M. (1998): Retrograde nailing of humeral shaft fractures. *Clin.Orthop.Relat Res.*, 26-39.
41. Sidor,M.L., Zuckerman,J.D., Lyon,T., Koval,K., Cuomo,F., and Schoenberg,N. (1993): The Neer classification system for proximal humeral fractures. An assessment of interobserver reliability and intraobserver reproducibility. *J.Bone Joint Surg.Am.*, 75:1745-1750.
42. Siebenrock,K.A. and Gerber,C. (1993): The reproducibility of classification of fractures of the proximal end of the humerus. *J.Bone Joint Surg.Am.*, 75:1751-1755.
43. Sobotta J, Putz R, and Pabst R. Sobotta - Atlas der Anatomie. 21.Auflage, Urban&Schwarzenberg München. 2005.
44. Stableforth,P.G. (1984): Four-part fractures of the neck of the humerus. *J.Bone Joint Surg.Br.*, 66:104-108.
45. Stedtfeld,H.W., Attmanspacher,W., Thaler,K., and Frosch,B. (2003): [Fixation of humeral head fractures with antegrade intramedullary nailing]. *Zentralbl.Chir*, 128:6-11.
46. Szyszkowitz,R. and Schippinger,G. (1999): [Fractures of the proximal humerus]. *Unfallchirurg*, 102:422-428.
47. Trapp, O. M., Beickert, R., and Bühren, V. Proximaler Humerusnagel bei körpernahen Oberarmbrüchen. *Berufskrankheiten* (7), 89-96. 2005.
48. Vallier,H.A. (2007): Treatment of proximal humerus fractures. *J.Orthop.Trauma*, 21:469-476.
49. Visser,C.P., Coene,L.N., Brand,R., and Tavy,D.L. (2001): Nerve lesions in proximal humeral fractures. *J.Shoulder.Elbow.Surg.*, 10:421-427.
50. Wanner,G.A., Wanner-Schmid,E., Romero,J., Hersche,O., von Smekal,A., Trentz,O., and Ertel,W. (2003): Internal fixation of displaced proximal humeral fractures with two one-third tubular plates. *J.Trauma*, 54:536-544.
51. Wijgman,A.J., Roolker,W., Patt,T.W., Raaymakers,E.L., and Marti,R.K. (2002): Open reduction and internal fixation of three and four-part fractures of the proximal part of the humerus. *J.Bone Joint Surg.Am.*, 84-A:1919-1925.
52. Williams,P.R. and Shewring,D. (1998): Use of an elastic intramedullary nail in difficult humeral fractures. *Injury*, 29:661-670.
53. Wulker,N., Rossig,S., Korell,M., and Thren,K. (1995): [Dynamic stability of the glenohumeral joint. A biomechanical study]. *Sportverletz.Sportschaden*, 9:1-8.

54. Zifko,B., Poigenfurst,J., Pezzei,C., and Stockley,I. (1991): Flexible intramedullary pins in the treatment of unstable proximal humeral fractures. *Injury*, 22:60-62.
55. Zyto,K., Ahrengart,L., Sperber,A., and Tornkvist,H. (1997): Treatment of displaced proximal humeral fractures in elderly patients. *J.Bone Joint Surg.Br.*, 79:412-417.
56. Zyto,K., Wallace,W.A., Frostick,S.P., and Preston,B.J. (1998): Outcome after hemiarthroplasty for three- and four-part fractures of the proximal humerus. *J.Shoulder.Elbow.Surg.*, 7:85-89.

11 Danksagung

Während der unermüdlichen Arbeit an meiner Promotion wurde ich von zahlreichen Personen unterstützt, denen ich in diesem Rahmen danken möchte:

- Herrn Dipl.-Ing Stefan Eichhorn für die Vergabe des Themas und der kontinuierlichen persönlichen Betreuung der Doktorarbeit

- Herrn Dr.-Ing. Ulrich Schreiber, für die persönliche Betreuung der Doktorarbeit, seine fachlichen Ratschläge und die Einführung in die komplexe Welt der Implantatentwicklung

- Herrn PD Dr. med Rainer Burgkart für die Hilfe bei der Veröffentlichung und der Unterstützung des Vortrages beim Kongress der DGU in Berlin

- Herrn Prof. Dr. med Ulrich Stöckle für die Übernahme der Funktion als Doktorvater und die Korrektur der geplanten Veröffentlichung

- Herrn Univ.-Prof. Dr. med. Reiner Gradinger, für die Nutzungsmöglichkeit der Laboreinrichtungen

- Herrn Dipl.stat. Tibor Schuster für statistische Fragen aller Art und zu jeder Uhrzeit

- Herrn Dr.med Oliver Trapp für wertvolle Tipps zur Marknagelung im Allgemeinen

- Herrn Dipl-Ing Alfred Orendt für die Hilfe bei der CAD-Konstruktion der verschiedenen Marknägel

- der Dr.ing-Leonhard-Lorenz Stiftung für die finanzielle Unterstützung dieser Arbeit im Rahmen einer Forschungsförderung

- den Röntgenassistentinnen der radiologischen Abteilung des Klinikums Rechts der Isar

- den Mitarbeitern der Werkstätten der ZHS und der Werkstatt im Klinikum Rechts der Isar

- meiner Frau Julia für die permanente Unterstützung in allen Fragen

- meinen Söhnen Leon und Julian für die Unterstützung die Arbeit fertig zu stellen

- meinen Eltern für Rat in allen Lebenslagen

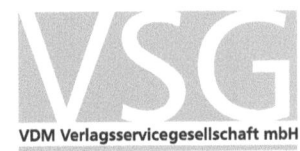

Die VDM Verlagsservicegesellschaft sucht für wissenschaftliche Verlage abgeschlossene und herausragende

Dissertationen, Habilitationen, Diplomarbeiten, Master Theses, Magisterarbeiten usw.

für die kostenlose Publikation als Fachbuch.

Sie verfügen über eine Arbeit, die hohen inhaltlichen und formalen Ansprüchen genügt, und haben Interesse an einer honorarvergüteten Publikation?

Dann senden Sie bitte erste Informationen über sich und Ihre Arbeit per Email an *info@vdm-vsg.de*.

Sie erhalten kurzfristig unser Feedback!

VDM Verlagsservicegesellschaft mbH
Dudweiler Landstr. 99
D - 66123 Saarbrücken
www.vdm-vsg.de

Telefon +49 681 3720 174
Fax   +49 681 3720 1749

Die VDM Verlagsservicegesellschaft mbH vertritt

 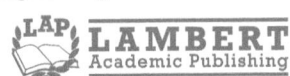 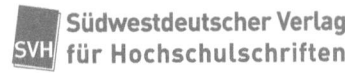

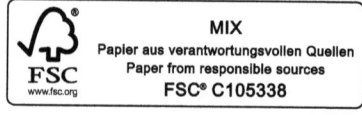

Printed by Books on Demand GmbH, Norderstedt / Germany